Siekerkötter
Fehn

Wirtschafts- und Sozialkunde

für Kaufleute im Gesundheitswesen

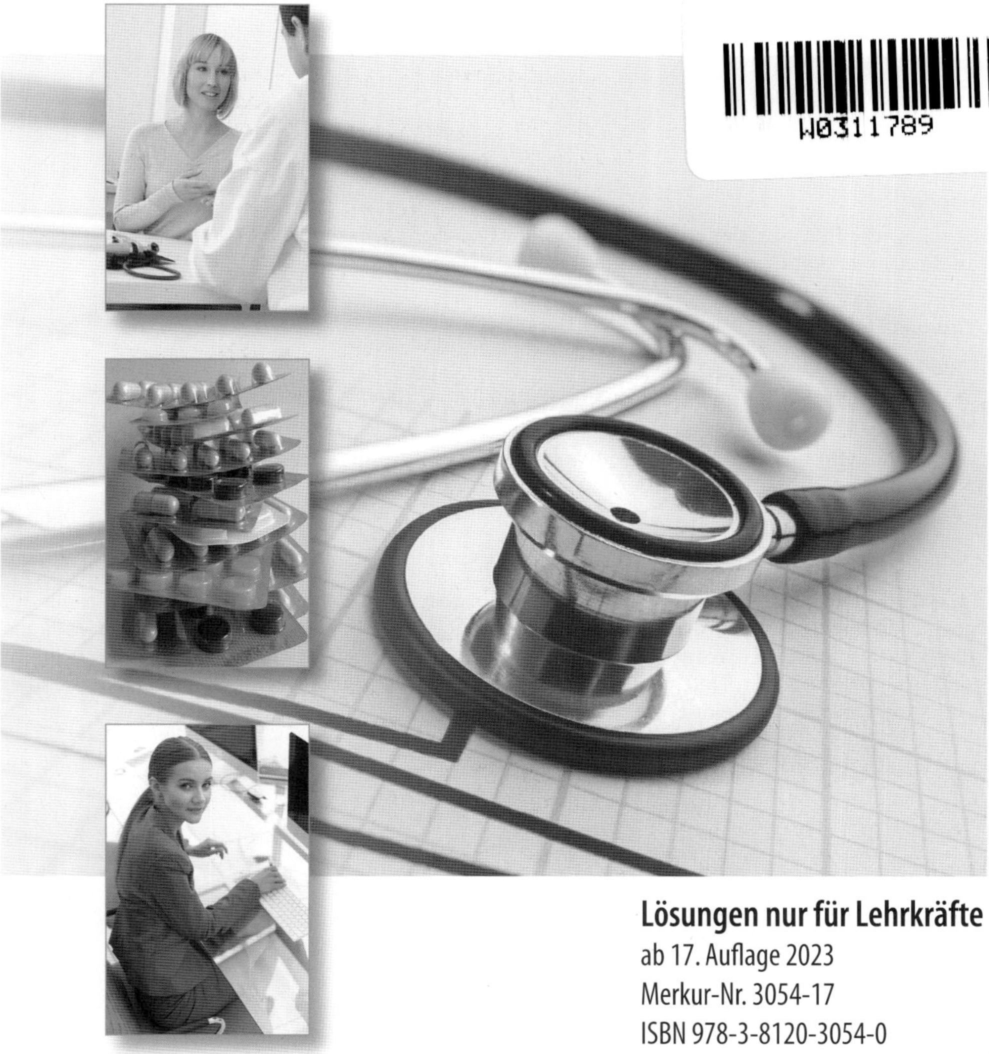

Lösungen nur für Lehrkräfte

ab 17. Auflage 2023
Merkur-Nr. 3054-17
ISBN 978-3-8120-3054-0

Merkur
Verlag Rinteln

Wirtschaftswissenschaftliche Bücherei für Schule und Praxis
Begründet von Handelsschul-Direktor Dipl.-Hdl. Friedrich Hutkap †

Verfasser:

Dr. Reiner Siekerkötter

Hagen

Studium der Betriebswirtschaftslehre und der Erziehungswissenschaft
an der Universität Dortmund.

Thomas Fehn

Hamm

Studium für das Lehramt für die Sekundarstufe II in Wirtschaftswissenschaft und Deutsch
an der Universität Dortmund.

Lehrtätigkeit im berufsbildenden Schulwesen kaufmännischer Fachrichtung.

* * * * *

17. Auflage 2023

Gesamtherstellung:
MERKUR VERLAG RINTELN Hutkap GmbH & Co. KG, 31735 Rinteln

E-Mail: info@merkur-verlag.de
lehrer-service@merkur-verlag.de
Internet: www.merkur-verlag.de

Merkur-Nr. 3054-17
ISBN 978-3-8120-3054-0

Lernfeld: Betriebe im Gesundheitswesen

Aufgaben 1

(1) Ein Handelsgewerbe ist eine selbstständige auf Dauer angelegte Tätigkeit, die nach außen erkennbar ist und die mit Gewinnerzielungsabsicht betrieben wird.

(2) a) nein, da der Verkauf der Getränke nicht auf Dauer angelegt ist

b) nein, da die Tätigkeit nicht auf Dauer angelegt ist

c) ja, es sei denn, das gegründete Unternehmen bedarf nach Art oder Umfang keines in kaufmännischer Weise eingerichteten Geschäftsbetriebes

d) nein, da die Tätigkeit nicht auf Dauer angelegt ist

e) nein, da keine Gewinnerzielungsabsicht zu unterstellen ist

f) ja, da eine selbstständige auf Dauer angelegte Tätigkeit vorliegt, die nach außen erkennbar ist und mit Gewinnerzielungsabsicht durchgeführt wird.

(3) a) Istkaufmann gemäß § 1 HGB

b) Formkaufmann gemäß § 6 HGB

c) Kannkaufmann gemäß § 2 HGB (bei freiwilliger Eintragung) oder kein Kaufmann (ohne Handelsregistereintragung)

d) Kannkaufmann gemäß § 2 HGB (bei freiwilliger Eintragung) oder kein Kaufmann (ohne Handelsregistereintragung)

e) Istkaufmann gemäß § 1 HGB

f) Istkaufmann gemäß § 1 HGB

g) Istkaufmann gemäß § 1 HGB

h) Kannkaufmann gemäß § 2 HGB (bei freiwilliger Eintragung) oder kein Kaufmann (ohne Handelsregistereintragung)

i) Kannkaufmann gemäß § 3 HGB (bei freiwilliger Eintragung) oder kein Kaufmann (ohne Handelsregistereintragung)

(4) Die Firma ist der Handelsname des Kaufmanns, unter dem er sein Geschäft betreibt, mit dem er unterschreibt, klagen und verklagt werden kann.

(5) Ist es im Laufe langjähriger Geschäftsbeziehungen gelungen, durch Sortimentsgestaltung, Qualität und Service das Vertrauen der Kunden zu gewinnen, stellt der Name des Unternehmens als Garant für Bekanntheit und Zuverlässigkeit einen erheblichen Wert dar. Dann kann es sinnvoll sein, beim Inhaberwechsel die alte Firma fortzuführen.

(6) Hier könnte es zu Verwechslungen mit einem Kaufhaus diesen Namens kommen und damit gegen die Firmenausschließlichkeit verstoßen werden.

(7) eintragungsfähig: a, e

nicht eintragungsfähig: b, c, d

(8) Bei der rechtsbegründenden Wirkung wird durch die Handelsregistereintragung erst die gewünschte Rechtslage geschaffen, etwa bei der Gründung einer AG.

Bei der rechtsbezeugenden Wirkung ist die Rechtslage bereits vorher eingetreten – etwa die Gründung einer OHG oder KG – und wird durch die Handelsregistereintragung nur noch nachträglich „bekannt gemacht".

(9) a) ③ (Formkaufmann)
b) ① (Istkaufmann)
c) ① (Istkaufmann)
d) ② (Kannkaufmann)
e) ④ (kein Kaufmann)

(10) a) ② (konstitutive Wirkung)
b) ① (deklaratorische Wirkung)
c) ① (deklaratorische Wirkung)
d) ② (konstitutive Wirkung)

(11) Bei den ins Handelsregister eingetragenen und damit bekannt gemachten Informationen darf ein Kaufmann darauf vertrauen, dass sie von seinen Geschäftspartnern zur Kenntnis genommen werden. Unterrichten sich diese nicht darüber, können sie den Kaufmann bei ggf. später daraus resultierenden Schäden nicht in Anspruch nehmen.

Aufgaben 2

(1) Bei der Wahl einer geeigneten Rechtsform für ein Unternehmen sind zu beachten:
- Was soll das Unternehmen anbieten oder herstellen?
- Wie viele Personen wollen sich an der Gründung beteiligen?
- Wie viel Kapital ist vorhanden bzw. kann beschafft werden?
- Wie soll die Haftung – mit Geschäfts- und/oder Privatvermögen – gestaltet sein?
- Wollen die Gründer im Unternehmen aktiv mitarbeiten?

(2) Nachteile des Einzelunternehmens liegen in der alleinigen Haftung des Inhabers mit seinem Geschäfts- und Privatvermögen. Weiterhin darin, dass er alle Entscheidungen allein treffen muss und sich nicht mit anderen kompetenten Gesellschaftern abstimmen kann sowie darin, dass die Bereitstellung von Kapital schwieriger ist als bei Kapitalgesellschaften. Vorteilhaft ist hingegen die rasche Entscheidungsfindung, da auf langwierige Abstimmungsprozesse mit Mitgesellschaftern oder anderen Kapitalgebern verzichtet werden kann.

(3) Zur Unternehmensgründung schließen sich in Personengesellschaften zumindest zwei Personen zusammen. Mindestens ein Gesellschafter haftet mit seinem Geschäfts- und Privatvermögen und leitet das Unternehmen persönlich.

(4) Der „stille Gesellschafter" ist nur mit einer Kapitaleinlage am Unternehmen beteiligt, die in das Vermögen des Geschäftsinhabers übergeht. Er tritt nach außen nicht in Erscheinung, wird also in der Öffentlichkeit nicht bekannt.

(5) Im **Innenverhältnis** regeln die Gesellschafter ihre Rechtsbeziehungen frei im Gesellschaftsvertrag. Die Beziehungen im Außenverhältnis – also zu Lieferanten, Kunden, Banken – sind

hingegen an gesetzliche Vorgaben gebunden (Haftung, Auflösung, Vertretung gegenüber Außenstehenden). Die **Geschäftsführung** regelt das Verhältnis der Gesellschafter (im Innenverhältnis) untereinander. Hier kann etwa festgelegt werden, ob alle oder nur einige Gesellschafter geschäftsführungsberechtigt sind. **Vertretung** regelt das Verhältnis der Gesellschafter zu Außenstehenden. Hier ist grundsätzlich jeder Gesellschafter berechtigt, die OHG allein zu vertreten.

(6) **Unbeschränkt** bedeutet, dass sich die Haftung auf das Geschäfts- und Privatvermögen bezieht. **Unmittelbar** meint, dass sich ein Gläubiger zum Ausgleich seiner Forderungen direkt an einen (beliebigen) Gesellschafter wenden kann. Unter **solidarischer Haftung** ist zu verstehen, dass jeder Gesellschafter allein für alle Schulden der Gesellschaft haftet.

(7) a) **OHG als Rechtsform;** neben Sach- (Firma ist dem Gegenstand des Unternehmens entlehnt) und Fantasiefirma (Firma lässt weder Rückschlüsse auf den Unternehmensgegenstand noch auf die Geschäftsinhaber zu) sind z. B. folgende Firmierungen als Personenfirma möglich:

- Wagner, Schulz & Strauß OHG;
- Wagner & Strauß OHG;
- Wagner OHG;
- Schulz OHG;
- Schulz & Strauß OHG.

b) **KG als Rechtsform;** neben Sach- und Fantasiefirma sind z. B. folgende Firmierungen als Personenfirma möglich:

- Wagner, Schulz & Strauß KG;
- Wagner & Strauß KG;
- Wagner KG;
- Strauß KG.

(8) Grundsätzlich können die Rechte und Pflichten der Gesellschafter einer OHG – und damit auch die Gewinn- und Verlustverteilung – im Gesellschaftsvertrag frei vereinbart werden (Gestaltungsfreiheit). Nur wenn dort **keine Regelungen** getroffen sind, greift die entsprechende gesetzliche Bestimmung, den Gewinn und Verlust gemäß § 120 I HGB nach Maßgabe von § 709 III BGB zu verteilen.

Dies bedeutet, dass sich die Anteile an Gewinn und Verlust **vorrangig** nach den vereinbarten Beteiligungsverhältnissen (Anteilsquote) richten bzw. **hilfsweise nach dem Verhältnis der vereinbarten Beitragswerte** (Beitragsquote) (→ im Gesellschaftsvertrag sind **keine** Beteiligungsverhältnisse vereinbart worden) bzw. **hilfsweise nach der Kopfquote** (→ im Gesellschaftsvertrag sind auch **keine** Werte der Beiträge vereinbart worden).

Insofern ist es also durchaus möglich, Gewinn und Verlust zu gleichen Anteilen – also nach Köpfen – zu verteilen. Sollten jedoch aufgrund entsprechender Regelungen im Gesellschaftsvertrag die vereinbarten Beteiligungsverhältnisse oder ersatzweise die Werte der vereinbarten Beiträge zwischen den beiden Gesellschaftern **nicht** im Verhältnis 50 : 50 stehen (z. B. weil im Gesellschaftsvertrag die Geschäftsführung des Gesellschafters Wend ausgeschlossen worden ist oder bei unterschiedlich hohen Werten der zwischen den Gesellschaftern vereinbarten Beiträge), sollte statt der Kopfquote die Anteils- oder die Beitragsquote für die Gewinn- und Verlustverteilung gerechter sein.

(9)

Gesellschafter der KG	vereinbarte Beteiligungsverhältnisse	Gewinnanteil	
Frau Klein (Vollhafter)	80 %	232 000 EUR	
Frau Moritz (Teilhafter 1)	15 %	43 500 EUR	
Herr Koll (Teilhafter 2)	5 %	14 500 EUR	
	100 %	**290 000 EUR**	**Gesamtgewinn**

(10) Die Gesellschaft bürgerlichen Rechts (GbR oder BGB-Gesellschaft) kann im Unterschied zu anderen Personengesellschaften auch zu nicht gewerbsmäßigen Zwecken – nicht auf Dauer angelegt, nicht nach außen erkennbar, keine Gewinnerzielungsabsicht – gegründet werden.

Abhängig vom **Willen der Gesellschafter zur Teilnahme am Rechtsverkehr** kann die GbR 2 Rechtsformvarianten aufweisen:

- GbR als **nicht rechtsfähige Gesellschaft** (Innen-GbR ohne Rechtsfähigkeit und ohne Gesellschaftsvermögen), die den Gesellschaftern zur Ausgestaltung ihrer Rechtsverhältnisse untereinander dient) **oder**
- GbR als **rechtsfähige Gesellschaft** (Außen-GbR mit eigener Rechtsfähigkeit und eigenem Gesellschaftsvermögen), die selbst Rechte erwerben und Verbindlichkeiten eingehen kann.

(11) Eine BGB-Gesellschaft kann vorliegen bei:

- gemeinsamer Durchführung einzelner Geschäftsvorfälle: Mehrere Ingenieur- und Bauunternehmen übernehmen einen Auftrag zur Errichtung eines Kurzentrums.
- nicht gewerbsmäßigen Zwecken: Nachbarn kaufen einen Wagen zur gemeinsamen Nutzung.
- gemeinsamer Berufsausübung von Angehörigen der Freien Berufe: Mehrere Radiologen betreiben eine Gemeinschaftspraxis.

(12) Bei Personengesellschaften haftet zumindest ein Gesellschafter mit seinem Geschäfts- und Privatvermögen (Ausnahme: GmbH & Co. KG), der die Geschäfte des Unternehmens führt und es nach außen vertritt. Demgegenüber kennen Kapitalgesellschaften keine persönliche Haftung. Hier steht nur das von den Gesellschaftern aufgebrachte Kapital für die Verbindlichkeiten des Unternehmens ein. Zudem sind sie juristische Personen, besitzen also als Unternehmen eine eigene Rechtspersönlichkeit. Die Gesellschafter sind in der Regel nicht an der Unternehmensleitung beteiligt.

(13) a) Stammkapital der Wenzig GmbH: 90 000,00 EUR

b)

Anteil der Gesellschafterin Frau Berg:	91 000,00 EUR
Anteil der Gesellschafterin Frau Wasserhold:	35 533,33 EUR
Anteil des Gesellschafters Herrn Krollmann:	29 466,67 EUR
	156 000,00 EUR

(14)
- Der standardisierte Gründungsvorgang unter Verwendung des Musterprotokolls, das inhaltlich jedoch **nicht** verändert oder ergänzt werden darf, verläuft schnell, kostengünstig und unkompliziert.

- Die GmbH bzw. UG (haftungsbeschränkt) besteht aus höchstens 3 Gesellschaftern.
- Es besteht ein sehr enges Verhältnis zwischen den maximal 3 Gesellschaftern und dem einzigen Geschäftsführer der GmbH bzw. der UG (haftungsbeschränkt).

(15) Das Stammkapital, das in der Bilanz als „gezeichnetes Kapital" ausgewiesen wird, ist der in der Satzung der GmbH bzw. UG (haftungsbeschränkt) festgelegte Gesamtbetrag aller Geschäftsanteile. Es ergibt sich aus der Summe der Nennbeträge aller Geschäftsanteile, die die einzelnen Gesellschafter übernommen haben. Das Mindeststammkapital einer GmbH beträgt 25 000,00 EUR, das der UG (haftungsbeschränkt) 1 EUR.

(16) Der oder die **Geschäftsführer** leiten das Unternehmen und vertreten es nach außen. Die **Gesellschafterversammlung** ist für den Jahresabschluss und die Gewinnverteilung zuständig und kann Prokuristen ernennen. Für GmbHs mit mehr als 500 Arbeitnehmern ist ein **Aufsichtsrat** vorgeschrieben, der zusätzlich die Geschäftsführung überwacht.

(17) Bei einer Aktiengesellschaft bedeuten:

- **gezeichnetes Kapital:** Grundkapital einer AG, das zumindest 50 000 EUR betragen muss.
- **Grundkapital:** alle auf den Aktien aufgedruckten Nennwerte (= Nennbetragsaktien) bzw. alle herausgegebenen nennwertlosen Aktien (= Stückaktien) bilden zusammen das Grundkapital.
- **Inhaberaktien:** sie können jederzeit über die Börsen frei veräußert werden, sind also auf keinen bestimmten Eigentümer namentlich eingetragen.
- **Namensaktien:** sind Aktien, die mit dem Namen des Inhabers versehen sind.
- **Vorzugsaktien:** sind mit besonderen Rechten ausgestattet wie der Bevorzugung bei der Gewinnverteilung.
- **Nennwert:** ist der auf der Nennwertaktie vermerkte Wert. Alle Nennwerte zusammen bilden das Grundkapital der Aktiengesellschaft.
- **Kurswert:** Wert der Aktie, zu dem sie an der Börse gehandelt wird.

(18) Bei Aktiengesellschaften bestellt der Aufsichtsrat die Mitglieder des Vorstandes.

(19) Nein. Aufsichtsrat und Vorstand sind hierzu nicht befugt. Diese Möglichkeit obliegt der Hauptversammlung, also der Vertretung der Kapitalgeber.

(20) a) ① (nur auf die OHG)

b) ⑤ (auf keine der genannten Unternehmensformen)

c) ③ (nur auf die GmbH bzw. UG [haftungsbeschränkt])

d) ② (nur auf die KG)

e) ③ (nur auf die GmbH bzw. UG [haftungsbeschränkt])

f) ④ (auf alle der genannten Unternehmensformen)

g) ③ (nur auf die GmbH bzw. UG [haftungsbeschränkt])

(21) Genossenschaften wollen ihren Mitgliedern solche Vorteile verschaffen, wie sie sonst nur von Großunternehmen erzielt werden können (preisgünstiger Einkauf oder bessere Absatzbedingungen). Damit ist nicht die Gewinnerzielungsabsicht, sondern die Selbsthilfe unter den Mitgliedern der Genossenschaft das eigentliche Unternehmensziel.

(22) In der Generalversammlung von Genossenschaften besitzt jedes Mitglied – unabhängig von der Anzahl seiner Geschäftsanteile – nur eine Stimme. Bei Aktiengesellschaften richtet sich das Stimmrecht nach den Aktiennennbeträgen, bei Stückaktien nach deren Anzahl.

(23) Eine Absatzgenossenschaft

- kann etwa als „Trierer Winzerverbände e.G." firmieren,
- entsteht, wenn zumindest drei Mitglieder einen Gesellschaftsvertrag (Satzung) schriftlich festlegen und nach der Wahl von Aufsichtsrat sowie Vorstand die Genossenschaft ins Genossenschaftsregister eingetragen wurde.

Aufgaben 3

(1) Mitglieder von **Körperschaften** besitzen Mitwirkungs- und Mitbestimmungsrechte wie etwa die Bürger einer Stadt (Wahlen, ehrenamtliche Aufgaben). Demgegenüber sind **Anstalten** für Benutzer da, die gegen Entgelt Leistungen beziehen können, aber keine Mitwirkungsrechte haben (öffentlich-rechtliche Fernsehanstalten liefern den Zuschauern gegen Gebühren Unterhaltungsprogramme, ohne sie an Entscheidungen des Senders mitwirken zu lassen).

(2) Die Bürger eines Bundeslandes wählen die Abgeordneten des Landtages/der Bürgerschaft, können ehrenamtliche Tätigkeiten übernehmen (Schöffen, Mitarbeit in Schulpflegschaften) oder wirken in der Selbstverwaltung bestimmter Körperschaften mit, etwa den Landesversicherungsanstalten für Arbeiter als Träger der entsprechenden Rentenversicherung.

(3) Die Träger der gesetzlichen Sozialversicherung sind Körperschaften des öffentlichen Rechts und gewährleisten ihren Mitgliedern Schutz im Krankheits- und Pflegefall, bei Unfällen, Arbeitslosigkeit und zur Vorsorge für das Alter. Als Anstalten des öffentlichen Rechts werden Versicherungen in bestimmten Bereichen ähnlich tätig wie private Versicherungsunternehmen (z.B. Feuersozietät Berlin).

(4) Individueller Schülervortrag.

Aufgaben 4

(1) Krankheit, Pflegebedürftigkeit, Berufs- und Arbeitsunfähigkeit, Arbeitslosigkeit, Alters- und Hinterbliebenenversorgung.

(2) Beitragsbemessungsgrenzen sind Einkommensgrenzen, bis zu denen Beiträge zur gesetzlichen Sozialversicherung gezahlt werden müssen. In der gesetzlichen Kranken- und Pflegeversicherung liegt diese Grenze derzeit (2023) jeweils bei 4987,50 EUR. Wird mehr verdient, muss für den Betrag, der über dieser Beitragsbemessungsgrenze liegt, kein Beitrag mehr für die gesetzliche Kranken- und Pflegeversicherung entrichtet werden. In der gesetzlichen Renten- und Arbeitslosenversicherung liegt die Beitragsbemessungsgrenze derzeit jeweils bei 7300 EUR (West) bzw. bei 7100 EUR (Ost).

(3) a) richtig

b) falsch

c) richtig

d) richtig

e) falsch

f) falsch

g) falsch (Im Gegensatz zur gesetzlichen KV, PV, RV und AV gibt es in der gesetzlichen Unfallversicherung **keine** Beitragsbemessungsgrenze.)

(4) a) **Beitragserhöhungen** verteuern über die steigenden Personalzusatzkosten den Produktionsfaktor „Arbeit" und können dadurch – insbesondere bei angespannter Wirtschaftslage – letztlich sogar Neueinstellungen verhindern. Es besteht daher die Gefahr, dass immer weniger Beschäftigte immer höhere Sozialversicherungsbeiträge zu entrichten haben. Durch die demografische Entwicklung in Deutschland (immer mehr Ältere werden immer weniger Kindern gegenüberstehen, trotz spürbarer Zuwanderung wird ein langfristiger, immer stärker werdender Rückgang der Bevölkerung einsetzen) verschärft sich dieses Problem zunehmend.

b) Mögliche Lösungsvorschläge:

- Entlastung der Sozialversicherung von Fremdleistungen (Leistungen, die nicht versicherungskonform sind, sondern auf politischer Veranlassung oder gesamtgesellschaftlicher Verpflichtung beruhen und daher aus Steuermitteln finanziert werden sollten – wie z. B. die Mütterrente II).
- Verlängerung der Lebensarbeitszeit (aufgrund der gestiegenen Lebenserwartung).
- Höhere Selbstbeteiligung bzw. Einführung einer flächendeckenden Selbstbeteiligung in allen Leistungsbereichen der gesetzlichen Krankenversicherung.
- Höhere Zuschüsse aus Steuermitteln.

(5) **Krankenversicherung**:

- Gesundheitsuntersuchungen;
- Krankenbehandlung;
- Krankengeld;
- Fahrkosten (nur in Ausnahmefällen);
- Leistungen bei Schwangerschaft und Mutterschaft.

Durch die **Gesundheitsreform** ist der bisherige Leistungskatalog der gesetzlichen Krankenversicherung inzwischen teilweise stark eingeschränkt worden, um so die Beitragssätze zu senken oder zumindest zu stabilisieren.

Pflegeversicherung:

Je nach dem Grad der Pflegebedürftigkeit:

- bei häuslicher Pflege: Geld- und Sachleistungen;
- bei stationärer Pflege: Erstattung pflegebedingter Aufwendungen.

Rentenversicherung:

- Zahlung von Renten wegen Alters, Erwerbsminderung und Todes;
- Maßnahmen zur Rehabilitation;
- Zahlung von Beiträgen an die Krankenversicherung der Rentner;
- Aufklärung und Beratung der Versicherten und Rentner.

Arbeitslosenversicherung:

- Arbeitsförderungsmaßnahmen;
- Maßnahmen zur Sicherung von Arbeitsplätzen;
- Leistungen an Arbeitslose.

Unfallversicherung:

- Maßnahmen zur Unfallverhütung;
- Leistungen bei Arbeitsunfall, Wegeunfall und Berufskrankheit.

(6) Nein, da es sich nicht um einen Arbeits- oder Wegeunfall handelt.

(7) Individuelle Schülerantwort.

(8) a) (Krankenversicherung)
b) (Unfallversicherung)
c) (Arbeitslosenversicherung)
d) (Arbeitslosenversicherung)
e) (Krankenversicherung)
f) (Rentenversicherung)
g) (Pflegeversicherung)
h) (Krankenversicherung)
i) (Rentenversicherung)
j) (Unfallversicherung)
k) (Pflegeversicherung)
l) (Pflegeversicherung)

Aufgaben 5

(1) Die **Aufbauorganisation** gliedert den Betrieb in funktionsfähige Teileinheiten. Aufgaben werden festgelegt, Tätigkeiten einzelnen Stellen und Abteilungen zugeordnet und Zuständigkeiten geregelt.

Die **Ablauforganisation** legt die inhaltliche, zeitliche und räumliche Abfolge von Arbeitsschritten fest. Ihr Ziel ist es, Bearbeitungsvorgänge in möglichst kurzer Zeit erledigen zu können.

(2)
- **Ambulante Einrichtungen**: kurzzeitige medizinische Versorgung oder Betreuung bei akuten Erkrankungen oder in der häuslichen Pflege (Arztpraxen, Ambulanzen in Krankenhäusern, in der häuslichen Wohnung);
- **teilstationäre Einrichtungen**: wenn medizinische oder pflegerische Betreuung zeitweilig nicht gewährleistet ist (Pflegeheime zur Tages- oder Nachtpflege);
- **stationäre Einrichtungen**: längere oder dauerhafte medizinische und pflegerische Betreuung und Versorgung von Patienten (Krankenhäuser, Kurkliniken, Alten- und Pflegeheime).

(3) Individueller Schülervortrag.

Lernfeld: Berufsausbildung

Aufgaben 6

(1) Beide Lernorte, also Betrieb und Berufsschule, verfolgen gemeinsam das Ziel, in einem geordneten Ausbildungsgang mindestens jene Fertigkeiten, Kenntnisse und Fähigkeiten zu vermitteln, die für den gewählten Ausbildungsberuf (Kaufmann/Kauffrau im Gesundheitswesen) im entsprechenden Berufsbild festgeschrieben sind. Dabei wurden dem Ausbildungsbetrieb die vorwiegend berufspraktische und der Berufsschule die überwiegend berufstheoretische Ausbildung übertragen.

(2)

Die **Fachkompetenz** erstreckt sich auf diejenigen Inhalte einer qualifizierten Berufsausbildung, die für einen gewählten Ausbildungsberuf im Ausbildungsberufsbild festgelegt sind.	Die **Sozialkompetenz** als berufsübergreifende Qualifikation umfasst die Fähigkeit zu Kommunikation und Kooperation mit Dritten.
Beispiele: ● medizinische Dokumentation und Berichtswesen; Datenschutz ● Leistungsabrechnung ● Rechtsfragen des Gesundheits- und Sozialwesens ● Personalwirtschaft	**Beispiele:** ● Teamarbeit ● Kritikfähigkeit und -willigkeit ● Kommunikationsbereitschaft und -fähigkeit ● Konfliktbewältigung in der Gruppe

(3) Die sich wandelnde Arbeitswelt bestimmt die künftigen Anforderungen an die betrieblichen Mitarbeiter. Berufsübergreifende Qualifikationen befähigen den Einzelnen, sich auf neue Entwicklungen und Gegebenheiten der zukünftigen Arbeitswelt einzustellen, um so auf Dauer die berufliche Qualifikation den jeweiligen Erfordernissen anpassen zu können.

(4)

Rechtsgrundlagen der Berufsausbildung	Bedeutung
1. Berufsbildungsgesetz *(BBiG)*	bestimmt, – dass Ausbildungsberufe durch Ausbildungsordnungen beschrieben werden *(§ 4 BBiG)* und – dass Einzelheiten der Berufsausbildung in einem Ausbildungsvertrag schriftlich niedergelegt werden müssen *(§§ 10, 11 BBiG)*.
2. Schulgesetze der Bundesländer	regeln sowohl die Pflicht zum Besuch der Berufsschule (Berufsschulpflicht) als auch die Anrechenbarkeit bisher erreichter Schulabschlüsse.
3. Lehrpläne	legen die schulischen Inhalte fest.
4. Jugendarbeitsschutzgesetz *(JArbSchG)*	schützt Auszubildende, die das 18. Lebensjahr noch **nicht** vollendet haben, insbesondere vor einer Überbeanspruchung, indem Jugendliche nur an fünf Tagen in der Woche und mit nicht mehr als 8,5 Stunden täglich beschäftigt werden dürfen *(§§ 8, 15 JArbSchG)*.

(5) Gemäß § 11 BBiG enthält der schriftlich niederzulegende Ausbildungsvertrag **mindestens** folgende Inhalte:

- Name und Anschrift der Ausbildenden sowie der Auszubildenden;
- Angaben über die Art sowie über die sachliche und zeitliche Gliederung der Berufsausbildung (Ausbildungsrahmenplan);
- Beginn und Dauer der Berufsausbildung;
- Ausbildungsstätte und Ausbildungsmaßnahmen außerhalb der Ausbildungsstätte (sofern spezielle Kenntnisse und Fertigkeiten, die laut Berufsbild Gegenstand der Ausbildung sein sollen, innerhalb des ausbildenden Betriebes nicht vermittelt werden können);
- Dauer der regelmäßigen täglichen Arbeitszeit;
- Dauer der Probezeit;
- Zahlung und Höhe der Vergütung sowie ggf. deren Zusammensetzung;
- Vergütung oder Ausgleich von Überstunden;
- Dauer des Erholungsurlaubes;
- Voraussetzungen, unter denen der Berufsausbildungsvertrag gekündigt werden kann;
- Hinweis auf die Tarifverträge, Betriebs- oder Dienstvereinbarungen, die auf das Berufsausbildungsverhältnis anzuwenden sind;
- Form des Ausbildungsnachweises;
- Pflichten des ausbildenden Betriebes;
- Pflichten der/des Auszubildenden.

(6) Während der Probezeit können sowohl der/die Auszubildende als auch der ausbildende Betrieb feststellen, ob dem/der Auszubildenden diese Berufstätigkeit liegt oder er/sie für diese geeignet erscheint. Während dieses Zeitraumes, der mindestens einen Monat und höchstens vier Monate betragen darf, sind beide Vertragsparteien ohne Angabe von Gründen zur Kündigung berechtigt.

(7)

	aufseiten des/der Auszubildenden	**aufseiten des Ausbildungsbetriebes**
ordentliche Kündigung **während** der Probezeit	ja	ja
ordentliche Kündigung **nach** der Probezeit	ja (mit einer Kündigungsfrist von 4 Wochen)	nein
außerordentliche Kündigung sowohl **während** als auch **nach** der Probezeit	ja, sofern ein wichtiger Grund vorliegt	ja, sofern ein wichtiger Grund vorliegt

(8) Individuelle Schülerantwort.

(9) Da sich die Auszubildende bereits im fünften Monat ihrer Berufsausbildung befindet, ist die Probezeit, die höchstens vier Monate betragen darf, abgelaufen. Damit ist eine ordentliche Kündigung durch die Auszubildende unter Einhaltung einer Kündigungsfrist von vier Wochen möglich. Darüber hinaus muss die Auszubildende unter Angabe des Kündigungsgrundes schriftlich kündigen *(§ 22 III BBiG)*.

(10) a) ⑤ (BBiG)
b) ② (JArbSchG)
c) ② (JArbSchG)
d) ② (JArbSchG)
e) ⑤ (BBiG)
f) ④ (Ausbildungsordnung)
g) ⑤ (BBiG)
h) ⑧ (BetrVG 1972)

(11) a) An Berufsschultagen mit einer Unterrichtszeit von mehr als fünf Unterrichtsstunden dürfen Jugendliche nicht mehr beschäftigt werden. Allerdings gilt diese Regelung nur für **einen Unterrichtstag pro Woche.**

b) Die Beschäftigung eines Jugendlichen am Samstag ist nur dann zulässig, wenn ihm an einem berufsschulfreien Arbeitstag derselben Woche freigegeben wird.

Aufgaben 7

(1) Arbeitsschutzrechtliche Bestimmungen (wie z.B. das Arbeitszeit- oder das Mutterschutzgesetz sowie das Schwerbehindertenrecht gemäß SGB IX) haben den Zweck, den Arbeitnehmer in Ausübung seiner Erwerbstätigkeit vor Schäden an Leben und Gesundheit zu bewahren.

(2) Für die Überwachung der arbeitsschutzrechtlichen Bestimmungen sind sowohl die **Ämter für Arbeitsschutz und Sicherheitstechnik** als auch die **Berufsgenossenschaften** zuständig.

Aufgaben 8

(1) Der **Betriebsrat** vertritt die Interessen der Arbeitnehmer eines Betriebes gegenüber der Unternehmensleitung. Demgegenüber überwacht der **Aufsichtsrat** die Geschäftsführung des Vorstandes. An dieser Kontrolle sind – je nach Mitbestimmungsmodell – auch ein (oder mehrere) Arbeitnehmervertreter beteiligt.

(2) Die nach dem Betriebsverfassungsgesetz 1972 zu bildenden Organe der Mitbestimmung, die den Arbeitnehmern bestimmte Beteiligungsrechte in sozialen, personellen und wirtschaftlichen Angelegenheiten ermöglichen, sind der Betriebsrat sowie die Jugend- und Auszubildendenvertretung.

(3) Rechte des Betriebsrates:

- **Information und Beratung**: Sollen Teile eines Betriebes stillgelegt werden, ist der Betriebsrat darüber zu informieren. Er wird mit dem Arbeitgeber über den Umfang und die Ausgestaltung der Stilllegung beraten und verhandeln.
- **Mitwirkung**: Will der Arbeitgeber einem Mitarbeiter kündigen, hat der Betriebsrat dagegen ein Widerspruchsrecht. Letztendlich wird das Arbeitsgericht über die Zulässigkeit der Maßnahme entscheiden.
- **Mitbestimmung**: Bestimmte Maßnahmen, etwa die Aufstellung von Urlaubsplänen, ist von der Zustimmung des Betriebsrates abhängig. Verweigert er sie, entscheidet die Einigungsstelle, in der die gleiche Anzahl von Arbeitgeber- und Arbeitnehmervertretern zur Beilegung von Meinungsverschiedenheiten beitragen soll, verbindlich.

(4) Die Mitarbeiter eines Betriebes können einen Betriebsrat wählen, sie sind dazu allerdings nicht verpflichtet. In vielen Betrieben gibt es deshalb keinen Betriebsrat, weil die Arbeitnehmer sich nicht zur Einleitung des Wahlverfahrens für einen Betriebsrat entschließen können oder manchmal auch vom Arbeitgeber indirekt daran gehindert werden. Dies gilt vor allem für solche Betriebe, in denen die Mitarbeiter nicht einer Gewerkschaft angehören. Gibt es keinen Betriebsrat, kann auch keine Jugend- und Auszubildendenvertretung gewählt werden, da nur ein Betriebsrat deren Wahl vorbereiten und durchführen kann.

(5) Betriebsratsmitgliedern darf bis zu einem Jahr nach Beendigung ihres Amtes nicht ordentlich gekündigt werden (eine Kündigung aus wichtigem Grund – außerordentliche Kündigung – ist allerdings möglich). Damit soll erreicht werden, dass ein Betriebsrat sich für die Mitarbeiter des Betriebes einsetzen kann, ohne befürchten zu müssen, dass ihm aufgrund seiner Betriebsratsarbeit gekündigt wird.

(6) Zunächst muss bereits ein Betriebsrat im Betrieb gewählt worden sein. Dann müssen mindestens fünf Arbeitnehmer angestellt sein, die unter 18 Jahre sind oder die zu ihrer Berufsausbildung beschäftigt sind.

(7) In **Betriebsvereinbarungen** legen Unternehmensleitung und Betriebsrat Regelungen für die Arbeitnehmer eines Betriebes verbindlich fest. Die so geregelten Bestimmungen sind dann nur für die Mitarbeiter dieses Betriebes verbindlich und nicht etwa – wie Tarifverträge oder gesetzliche Bestimmungen – auch für andere Betriebe gültig.

(8)
- Nach dem **Drittelbeteiligungsgesetz 2004** besteht der Aufsichtsrat zu einem Drittel aus Vertretern der Arbeitnehmer und zu zwei Dritteln aus Vertretern der Anteilseigner (Kapitalgeber). Damit liegt die Mehrheit bei Abstimmungen deutlich bei den Kapitalvertretern.
- Nach dem **Mitbestimmungsgesetz 1976** verfügen die Arbeitnehmervertreter über die gleiche Stimmenzahl im Aufsichtsrat wie die Vertreter der Anteilseigner. Kommt es zu keiner Einigung bei Abstimmungen, hat allerdings der Aufsichtsratsvorsitzende doppeltes Stimmrecht. Da er immer ein Vertreter der Anteilseigner sein muss, haben diese auch in diesem Fall die Entscheidungsmehrheit.

(9) Mit der Arbeitnehmermitbestimmung in den Entscheidungsgremien von Unternehmen (vorrangig im Aufsichtsrat) sollen dort – ähnlich wie in der Gesellschaft – demokratische Strukturen verwirklicht werden. Die Unternehmensgröße ist das Kriterium dafür, wie viele Personen einen Aufsichtsrat bilden und wie viele davon Arbeitnehmer- und Kapitalvertreter sind. Je größer ein Unternehmen, desto stärker sollen verschiedene Arbeitnehmergruppen an der Mitbestimmung beteiligt werden. Damit kann mit zunehmender Unternehmensgröße auch ein zunehmendes Erfahrungs- und Meinungsspektrum im Aufsichtsrat präsent sein.

(10) Nach dem Mitbestimmungsmodell von 1976 sind Arbeitnehmer- und Kapitalvertreter mit der gleichen Anzahl von Personen im Aufsichtsrat präsent. In Entscheidungssituationen hat dann aber der Aufsichtsratsvorsitzende doppeltes Stimmrecht. Zur Wahl des Aufsichtsratsvorsitzenden ist im ersten Wahlgang eine 2/3-Mehrheit im Aufsichtsrat erforderlich. Wird sie nicht erreicht, wird der Vorsitzende im zweiten Wahlgang von den Kapitalvertretern gewählt. Damit wird auch in eventuellen späteren Pattsituationen bei Aufsichtsratsentscheidungen der Vorsitzende die Mehrheit für die Kapitalvertreter sichern.

(11) Individuelle Schülerantwort.

Aufgaben 9

(1)

Nachteile des Zeitlohns	Vorteil des Leistungslohns
● Es gibt keine direkte Abhängigkeit zwischen Lohnhöhe und Leistung bzw. Leistungssteigerung. ● Abgesehen von der jährlich per Tarifvertrag oder Einzelverhandlung erreichten Steigerung des Lohnsatzes besteht kein direkter Anreiz zur Leistungssteigerung. ● Es besteht die Gefahr der Unzufriedenheit, wenn ein Mitarbeiter festzustellen glaubt, dass er mehr als sein Kollege leistet, der den gleichen Zeitlohn erhält.	● Es besteht eine direkte Verbindung zwischen Lohn und Leistung, wenn z. B. für eine Mehrleistung eine Prämie gezahlt wird.

(2) a) Entlohnung nach einer festgelegten Gebührenordnung, mit der der niedergelassene Zahnarzt als Freiberufler seine Leistungen abrechnet

b) individuell vereinbartes (außertarifliches) Gehalt (evtl. mit Leistungszulagen) **oder** tariflich bestimmter Zeitlohn (evtl. mit Zuschlägen)

c) individuell vereinbartes (außertarifliches) Gehalt (evtl. mit Leistungszulagen) **oder** tariflich bestimmter Zeitlohn (evtl. mit Zuschlägen)

d) Gewerbetreibender, der als Selbstständiger ein von den zu erzielenden Marktpreisen abhängiges Einkommen erzielt

e) individuell vereinbartes (außertarifliches) Gehalt (evtl. mit Leistungszulagen) **oder** tariflich bestimmter Zeitlohn (evtl. mit Zuschlägen)

f) Gewerbetreibender, der als Selbstständiger ein von den zu erzielenden Marktpreisen abhängiges Einkommen erzielt. Dabei ist der Apotheker jedoch beim Verkauf von Arzneimitteln an die in der Arzneimittelpreisverordnung *(AMPreisV)* festgelegten Entgelte gebunden, während er bei der Preisgestaltung seines Randsortiments grundsätzlich frei ist.

Lernfeld: Märkte und Marketing

Aufgaben 10

(1) Individuelle Schülerantwort.

(2) Die Rechtssicherheit zählt zu den Kollektivbedürfnissen, da dieser Wunsch von allen Mitgliedern der Gesellschaft gleichermaßen geäußert wird. Gäbe es keine Rechtssicherheit, wäre es für den Einzelnen kaum (im Extremfall sogar gar nicht) möglich, seine individuellen Interessen zu verwirklichen und seine Ansprüche durchzusetzen.

(3) **Bedürfnis:** Mangelempfindung des Menschen, die er zu beseitigen sucht.

Bedarf: die mit Kaufkraft versehenen Bedürfnisse.

Nachfrage: der auf dem Markt durch Kaufentschluss tatsächlich wirksam werdende Bedarf.

(4) Die von der Natur unbegrenzt und unentgeltlich zur Verfügung gestellten Güter, zu deren Erlangen keine Arbeit geleistet werden muss (= freie Güter), werden durch zunehmende Einwirkungen des Menschen oft nachhaltig in ihrer Qualität geschädigt. So sind Boden, Luft und Gewässer zahlreichen Umweltbelastungen ausgesetzt, die diese freien Güter stetig verringern, sodass sie nur in begrenztem Umfang zur Verfügung stehen. Aufgrund dieser zunehmenden Knappheit ergibt sich zusehends die Notwendigkeit, auch mit freien Gütern wirtschaften zu müssen.

(5) a) **Produktionsgüter** dienen den **Unternehmen** zur Herstellung wirtschaftlicher Güter.

Produktionsgüter als **Verbrauchsgüter**: z. B. Roh-, Hilfs- und Betriebsstoffe

Produktionsgüter als **Gebrauchsgüter**: Gegenstände des Anlagevermögens wie z. B. Maschinen, Fahrzeuge, Betriebs- und Geschäftsausstattung

b) **Konsumgüter** dienen dem **Endverbraucher** als Mittel der Bedürfnisbefriedigung.

Konsumgüter als **Verbrauchsgüter**: Lebensmittel wie z. B. Margarine, Käse, Brot

Konsumgüter als **Gebrauchsgüter**: z. B. PC, Waschmaschine, Wäschetrockner

(6)

Dienstleistungen für den **Produktionsgüterbereich:**	z. B. Angebot einer Betriebsunterbrechungsversicherung, Wartung eines Pkw, der zur ambulanten Betreuung Pflegebedürftiger eingesetzt wird
Dienstleistungen für den **Konsumgüterbereich:**	z. B. Angebot einer privaten Unfallversicherung, Inspektion eines privat genutzten Pkw

(7) Individuelle Schülerantwort.

(8) Zur Befriedigung seiner Bedürfnisse benötigt der Mensch Güter. Diese werden durch die Kombination volkswirtschaftlicher Produktionsfaktoren erzeugt. Im einfachsten Fall setzt der Mensch dabei ausschließlich die ursprünglichen (originären) Produktionsfaktoren „Arbeit" und „Boden (Natur)" ein (z. B. das Fangen von Fischen mit der bloßen Hand). Kapital und menschliches Know-how (Bildung) kommen als abgeleitete (derivative) Produktions-

faktoren hinzu, wenn „Arbeit" und „Boden" zunächst deshalb eingesetzt werden, um ein Produktionsmittel herzustellen (z. B. Netz für den Fischfang = Produktionsfaktor „Kapital"). Würde dieses Netz aufgrund von Erfahrungen verbessert, käme der vierte Produktionsfaktor „menschliches Know-how" („Bildung") hinzu. Die abgeleiteten Produktionsfaktoren „Kapital" und „Bildung" können daher erst durch das Zusammenwirken der ursprünglichen Produktionsfaktoren „Arbeit" und „Boden" entstehen.

(9)

Gliederung der Produktionsfaktoren aus **volkswirtschaftlicher Sicht:**	1. ursprüngliche (originäre) Produktionsfaktoren a) Arbeit b) Boden (Natur) 2. abgeleitete (derivative) Produktionsfaktoren a) Kapital b) menschliches Know-how (Bildung)
Gliederung der Produktionsfaktoren aus **betriebswirtschaftlicher Sicht:**	1. menschliche Arbeitskraft 2. Betriebsmittel 3. Werkstoffe 4. Rechte wie Patente, Miet- und Pachtverträge 5. Steuerung des betrieblichen Leistungsprozesses durch leitende Mitarbeiter

(10) Individuelle Schülerantwort.

(11)

einfacher Wirtschaftskreislauf	**erweiterter Wirtschaftskreislauf**
Es existieren nur zwei Sektoren, und zwar Haushalte und Unternehmen.	Neben Haushalten und Unternehmen existieren weitere drei Sektoren: Bankensystem, Staat und Ausland.
Haushalte konsumieren ihr ganzes Einkommen, sparen also nicht.	Haushalte stellen ihre Ersparnisse den Banken zur Verfügung.
Es gibt keine Investitionen.	Unternehmen tätigen Investitionen.
Es gibt keine Steuern.	Sowohl die Unternehmen als auch die Haushalte zahlen Steuern an den Staat.
Es gibt keine Unterstützungszahlungen (Subventionen).	Der Staat subventioniert Unternehmen.
Es gibt keine Transferzahlungen.	Inländische Haushalte leisten Transferzahlungen an ausländische Haushalte und umgekehrt.

(12)

a)	⑨	h)	⑧
b)	②	i)	⑫
c)	⑧	j)	⑩
d)	⑩	k)	③
e)	⑦	l)	⑪
f)	④	m)	⑥
g)	⑤	n)	①

2 Merkur-Nr. 3054

Aufgaben 11

(1) Folgende drei Grundfragen sind bei der Planung wirtschaftlichen Handelns zu beantworten:

- Welche Waren sollen in welchen Mengen wann hergestellt werden, bzw. welche Dienstleistungen sollen angeboten werden?
- Mit welcher Faktorkombination der Produktionsfaktoren sollen die Waren und Dienstleistungen erstellt werden?
- Wem sollen die Waren und Dienstleistungen auf dem Absatzmarkt zur Verfügung gestellt werden?

(2)

Individualprinzip	Kollektivprinzip
Einzelplanung in einem marktwirtschaftlichen System, bei der das einzelne Wirtschaftssubjekt (Verbraucher oder Unternehmen) seine wirtschaftlichen Entscheidungen frei und unabhängig trifft.	Zentralplanung in einem zentralverwaltungswirtschaftlichen System, bei der eine zentrale Behörde als staatliche Institution über die Wirtschaftsplanung der Volkswirtschaft entscheidet. Im Rahmen der so getroffenen Gesamtentscheidung erhalten die einzelnen Wirtschaftssubjekte einen begrenzten Handlungsspielraum.

(3)

idealtypische Wirtschaftsordnung	realtypische Wirtschaftsordnung
Modell, das die wesentlichen Merkmale der Wirtschaftsordnung (z.B. Privateigentum, Vertrags-, Wettbewerbsfreiheit oder freie Berufs- und Arbeitsplatzwahl als Grundvoraussetzungen für die freie Marktwirtschaft) in ihrer „reinen" Form hervorhebt, also besonders deutlich erkennen lässt.	In der Wirklichkeit existierende Wirtschaftsordnung – etwa die „Soziale Marktwirtschaft", die insofern eine Mischform darstellt, indem diese Wirtschaftsordnung der Bundesrepublik Deutschland in unterschiedlichem und sich veränderndem Maße sowohl Elemente der freien Marktwirtschaft als auch der Zentralverwaltungswirtschaft enthält.

(4) Privateigentum, Vertragsfreiheit, Gewerbe- und Niederlassungsfreiheit, Wettbewerbsfreiheit, freie Berufs- und Arbeitsplatzwahl sowie Produktions- und Konsumfreiheit.

(5) Der im Mittelpunkt der freien Marktwirtschaft stehende Mensch ist in seinen Entscheidungen liberal, sodass er seine Wirtschaftspläne frei und unabhängig erstellen und eigenverantwortlich ausführen kann. Somit ist das Recht des einzelnen Individuums besonders stark ausgeprägt, während die Ansprüche der Gesellschaft in den Hintergrund treten.

(6) Die staatliche Ordnungsfunktion beschränkt sich auf die Sicherung der marktwirtschaftlichen Grundlagen (durch Gestaltung und Wahrung einer liberalen Rechtsordnung) und auf den Schutz von Leben und Eigentum seiner Bürger.

(7)
- Die Bildung von Oligopolen und Monopolen führte zu einer Konzentration der wirtschaftlichen Macht, die den freien Wettbewerb einschränkte, sodass die Steuerungsfunktion des Güterpreises auf dem Markt weitgehend erlag.
- Diese Konzentration der wirtschaftlichen Macht (Angebotsmonopol bzw. -oligopol) bewirkte eine starke Vermögenskonzentration bei wenigen Großunternehmen und Einzelpersonen auf Kosten der abhängigen und vermögenslosen Arbeitnehmer.
- Unzumutbare Arbeitsbedingungen und die Verelendung breiter Bevölkerungsschichten führten zu Wirtschaftskrisen und Arbeitslosigkeit.

- Viele Bedürfnisse der Bevölkerung blieben unbefriedigt, da die Unternehmen ihre Angebotsentscheidungen ausschließlich unter Rentabilitätsaspekten fällten, sodass bei unbefriedigenden oder unsicheren Gewinnaussichten bestimmte Waren und Dienstleistungen mangels Angebot erst gar nicht auf dem Markt nachgefragt werden konnten.

(8) Die realtypische Wirtschaftsordnung der Bundesrepublik Deutschland wird als „Soziale Marktwirtschaft" bezeichnet. Ziel dieser Wirtschaftsordnung ist es, auf der Grundlage eines funktionierenden Wettbewerbes die freie Initiative des Einzelnen mit einem gerade durch die marktwirtschaftliche Leistung gesicherten sozialen Fortschritt zu verbinden. Indem so das Prinzip der Freiheit auf dem Markt mit dem des sozialen Ausgleiches und der sozialen Gerechtigkeit verknüpft wird, soll die soziale Marktwirtschaft die Fehler der liberalistischen Wirtschaftsordnung vermeiden.

(9) **Ordnungselemente der sozialen Marktwirtschaft:**

- Privateigentum (der größte Teil der Produktionsmittel befindet sich in Privatbesitz) und Sozialpflicht des Eigentums (Privateigentum soll auch dem Wohle des Volkes dienen).
- Unabhängigkeit der Wirtschaftssubjekte, die im Rahmen der sozialen Bindung frei und eigenverantwortlich ihre wirtschaftlichen Entscheidungen treffen können.
- Der sich durch den freien Wettbewerb einstellende Preismechanismus des Marktes übernimmt eine wichtige Steuerungsfunktion.
- Die Sozialpartner sind autonom, sodass Gewerkschaften und Arbeitgeberverbände im Rahmen ihrer Tarifhoheit Löhne, Gehälter und Arbeitsbedingungen frei aushandeln können.
- Der Staat wirkt unerwünschten ökonomischen und sozialen Folgen des marktwirtschaftlichen Geschehens durch geeignete wettbewerbsrechtliche (z. B. GWB, UWG), sozial- (Sozialleistungen wie etwa Kindergeld, Bürgergeld oder Renten wegen Erwerbsunfähigkeit) und wirtschaftspolitische Maßnahmen (z. B. Stabilität des Preisniveaus oder Umweltschutz) entgegen.

(10) Im idealtypischen Modell der freien Marktwirtschaft beschränkt sich die staatliche Ordnungsfunktion darauf, die marktwirtschaftlichen Grundlagen zu sichern sowie Leben und Eigentum seiner Bürger zu schützen. Der Staat besitzt jedoch nicht das Recht, in das Wirtschaftssystem einzugreifen („Nachtwächterstaat"). In der sozialen Marktwirtschaft fällt dem Staat demgegenüber die Aufgabe zu, unerwünschte ökonomische und soziale Folgen des marktwirtschaftlichen Geschehens zu verhindern. Diese Aufgabe erfüllt der Staat, indem er mit seiner Wettbewerbs-, Sozial- und Wirtschaftspolitik aktiv ins Wirtschaftsgeschehen eingreift.

(11) Insbesondere das Ordnungsmerkmal der Marktpreisbildung ist in der Realität nicht oder nur sehr eingeschränkt vorhanden: Selbst auf funktionsfähigen Märkten nimmt die durch Angebot und Nachfrage bewirkte Preisbildung auf soziale und politische Aspekte keine Rücksicht. Aus diesem Grunde greift der Staat in vielen Bereichen in die Preisbildung ein, indem Preise administrativ festgelegt werden (z. B. Mindestpreise für Agrarerzeugnisse, um die Existenz landwirtschaftlicher Betriebe zu sichern). Indem Geldwert-, Beschäftigungs- und Konjunkturschwankungen zu gesamtwirtschaftlichen Ungleichgewichten führen, die den durch die marktwirtschaftliche Leistung gesicherten sozialen Fortschritt erheblich gefährden können, sieht sich insbesondere die staatliche Sozial- und Wirtschaftspolitik ständig vor neue Herausforderungen gestellt.

Aufgaben 12

(1) Wo Angebot und Nachfrage zusammentreffen, entsteht ein **Markt.** Er sorgt für den Ausgleich zwischen angebotenen und nachgefragten Gütern.

(2) Auf funktionsfähigen Märkten ist es der Güterpreis, der die **Ausgleichsfunktion zwischen Angebot und Nachfrage** übernimmt.

(3) Märkte, die die Ausgleichsfunktion nicht erfüllen, sind funktionsunfähig. Auf ihnen wird nur ein Teil der Nachfrage befriedigt (Nachfrageüberhang) oder kann nur ein Teil des Angebotes abgesetzt werden (Angebotsüberhang).

(4) a) Angebotsoligopol
   b) Polypol (da davon ausgegangen werden muss, dass sich der Arbeitnehmer bei vielen Arbeitgebern bewerben könnte, aber auch in Konkurrenz zu vielen anderen Arbeitsuchenden tritt)
   c) Polypol
   d) Angebotsmonopol

Aufgaben 13

(1) Anbieter wollen die von ihnen erzeugten oder zu verteilenden Güter am Markt zu einem möglichst hohen Preis verkaufen. Nachfrager wünschen sich ein ausreichendes Angebot an Waren und Dienstleistungen, um ihren Bedarf decken zu können, und dies zu möglichst günstigen Preisen.

(2) Anbieter werden ihr Warenangebot unter Berücksichtigung der Marktsituation (konjunkturelle Lage, Konkurrenz, Wachstumsbranche), der zu erzielenden Verkaufspreise, ihrer Kosten zur Erstellung oder Verteilung der Waren und ihren unternehmerischen Zielsetzungen (Ausweitung des Marktanteils, Sicherung eines angemessenen Gewinns) zusammenstellen.

(3) Individuelle Schülerantwort (Ergebnis: Im Normalfall gilt: Je höher der Preis, desto höher die angebotene Menge, je niedriger der Preis, desto niedriger die angebotene Menge).

(4) Steigt z. B. der Diamantenpreis und erwarten die Eigentümer weitere Preissteigerungen, werden sie zunächst ihre Edelsteine aus Spekulationsgründen nicht veräußern, sodass in Folge die angebotene Menge sinkt.

(5) Können Anbieter – etwa aufgrund von Schwierigkeiten in der Beschaffung benötigter Rohstoffe – ihre Gütermenge nicht erhöhen, wird es ihnen aber bei entsprechender Nachfrage gelingen, die Preise anzuheben.

(6) Das Nachfrageverhalten ist abhängig vom Preis des Gutes, von den zum Kauf zur Verfügung stehenden finanziellen Mitteln, von den individuellen Nachfragerbedürfnissen und von der Erwartung der Nachfrager, wie sich die zukünftige wirtschaftliche Entwicklung darstellen wird. (Ist z. B. mit Preissenkungen zu rechnen oder ist eine Umsatzsteuererhöhung zu erwarten.)

(7) Im Normalfall gilt: Je höher der Preis, desto niedriger die nachgefragte Menge, je niedriger der Preis, desto höher die nachgefragte Menge.

(8) Ist es für einen Haushalt unerheblich, ob ein bestimmtes Gut eingekauft werden kann oder nicht (wenn es durch ein anderes gleichwertiges Gut zu ersetzen ist), wird eine geringe Preiserhöhung dazu führen, dass dieses Gut nicht mehr nachgefragt wird. Beispiel: Teure Bananen werden durch billigere Obstsorten ersetzt.

(9) Bei lebensnotwendigen Gütern wird eine bestimmte Menge zu jedem beliebigen Preis nachgefragt. Derartige Güter, auf die weder verzichtet werden kann und die auch nicht durch andere ersetzbar sind, sind allerdings selten.

Aufgaben 14

(1) Als vollkommen gelten Märkte, auf denen zwischen vielen Anbietern und vielen Nachfragern **vollständige Konkurrenz** besteht **(polypolistische Märkte).** Die Bedingungen für solche Märkte sind: die Güter sind homogen (völlig gleichartig), alle Marktteilnehmer verfügen über vollständige Marktübersicht, auf Änderungen der Marktsituation wird sofort reagiert, bestimmte Anbieter oder Nachfrager werden nicht bevorzugt (präferiert) und für niemanden ist der Marktzutritt beschränkt.

(2) Bestehen zwischen Anbietern und Nachfragern keine Präferenzen, bedeutet dies beispielsweise, dass weder die Nähe zum Anbieter, dessen guter Name, kurze oder lange Lieferfristen oder langjährige Geschäftsbeziehungen den Nachfrager veranlassen, einen bestimmten Anbieter zu bevorzugen.

(3) Der Gleichgewichtspreis sorgt dafür, dass der Markt geräumt wird. Angebotene und nachgefragte Mengen gleichen sich aus.

(4)

Mögliche Kurse	Durchführbare Kaufaufträge *(Nachfrage)*	Durchführbare Verkaufsaufträge *(Angebot)*	Umsatz
40 EUR	100 Stück	5 Stück	5 Stück
44 EUR	80 Stück	20 Stück	20 Stück
48 EUR	**55 Stück**	**55 Stück**	**55 Stück**
50 EUR	20 Stück	65 Stück	20 Stück
52 EUR	5 Stück	80 Stück	5 Stück

Bei einem Preis von 48 € werden sowohl 55 Aktien nachgefragt als auch angeboten. Hier liegt also der **Gleichgewichtspreis,** der den Markt räumt.

(5) a) ⑥ d) ⑤
b) ③ e) ①
c) ④ f) ②

(6)

	Preis		Preis
a)	100 EUR	e)	100 EUR
b)	50 EUR	f)	50 EUR
c)	10 EUR	g)	100 EUR
d)	150 EUR	h)	150 EUR

(7) Mit steigendem Preis nehmen das mengenmäßige Angebot zu und die mengenmäßige Nachfrage ab. Mit sinkendem Preis nehmen das mengenmäßige Angebot ab und die mengenmäßige Nachfrage zu.

(8) a) Eine Nachfrageerhöhung führt zu einer Verschiebung der Nachfragekurve nach rechts: Gestiegene Kommunikationsbedürfnisse lassen die Nachfrage nach DSL-Anschlüssen deutlich steigen.

b) Eine Angebotsminderung führt zu einer Verschiebung der Angebotskurve nach links: Infolge schlechter Witterungsbedingungen werden deutlich weniger Kartoffeln geerntet und zum Verkauf angeboten.

(9) Der Gleichgewichtspreis gleicht Angebot und Nachfrage aus **(Ausgleichsfunktion)**, signalisiert ein zu hohes oder zu knappes Güterangebot **(Signalfunktion)**, lenkt Angebot und Nachfrage auf die jeweils günstigsten Märkte (für Nachfrager die Märkte mit geringen Preisen, für Anbieter die Märkte mit hohen Preisen – **Lenkungsfunktion)** und sorgt dafür, dass Anbieter, die ein bestimmtes Gut nicht zu diesem Preis anbieten können, vom Markt verschwinden **(Wettbewerbsfunktion)**.

(10) Derjenige Anbieter, der seinen Preis über den oberen Grenzpunkt des monopolistischen Absatzbereiches hinaus erhöht, muss mit dem Verlust der meisten Kunden rechnen.

(11) Im Normalfall werden sich die an einem Oligopol beteiligten Unternehmen über den Preis abstimmen (durch Absprachen oder abgestimmte Verhaltensweisen). Häufig ist es ein „Preisführer", der eine Preisveränderung zuerst ausführt, dann folgen die anderen nach.

(12) Der Angebotsmonopolist wird diejenige Gütermenge anbieten wollen, die ihm den höchsten Gewinn verspricht. In der Realität ist es aber so, dass auch ein Monopolist seine Preise nicht völlig frei festlegen kann. Verbraucherverbände, Parteien, Regierungen und Gewerkschaften werden versuchen, auf die Preisbildung des Angebotsmonopolisten Einfluss zu nehmen, um die Versorgung der Bevölkerung mit Gütern zu erschwinglichen Preisen zu sichern.

Aufgaben 15

(1) Ziel der Zusammenarbeit von Unternehmen ist es, die Leistungsfähigkeit der Beteiligten zu verbessern. Dies lässt sich etwa durch Kostensenkungen (gemeinsamer Einkauf, gemeinsame Werbung, Forschung, Entwicklung, EDV oder Verwaltung) oder durch verbesserte Verkaufsergebnisse (höhere Bekanntheit, bessere Qualität, mehr Service) erreichen.

(2) Kooperieren Unternehmen, bleiben sie rechtlich und wirtschaftlich selbstständig. „Handeln sie gemeinsam", so bedeutet dies, dass sie sich in bestimmten Bereichen der Geschäftstätigkeit gegenseitig unterstützen, etwa dadurch, dass sie ein gemeinsames Bürogebäude anmieten oder ihre Forschungs- und Entwicklungsarbeiten koordinieren. Unter „Formen engerer Zusammenarbeit" versteht man die gemeinsame Planung und Durchführung von betrieblichen Maßnahmen, etwa bei Einkaufsgenossenschaften, die den Einkauf der Waren, die Werbung, Lagerhaltung oder Organisation gemeinsam gestalten. Bei „Franchise-Systemen" stellt ein Franchise-Geber seinen rechtlich selbstständigen Franchise-Nehmern Waren oder Dienstleistungen und das entsprechende Know-how zur Vermarktung zur Verfügung.

(3) - **Kartell**: Vereinbarung für einen bestimmten Bereich der Geschäftstätigkeit zwischen rechtlich selbstständigen Unternehmen, die ihre wirtschaftliche Selbstständigkeit zum Großteil behalten.
- **Konzern**: Zusammenschluss von Unternehmen, die zwar rechtlich selbstständig bleiben, ihre wirtschaftliche Eigenständigkeit aber vollständig aufgeben.
- **Trust**: Zusammenschluss von Unternehmen, die ihre rechtliche und wirtschaftliche Selbstständigkeit aufgeben und über diese **Fusion** eine neue Gesellschaft gründen.

(4) Diese Überprüfung nimmt das Bundeskartellamt in Bonn bei den erlaubnispflichtigen Kartellen vor.

(5) - Bei einer **Kapitalverflechtung** ist jedes Unternehmen am anderen kapitalmäßig beteiligt und unter einheitlicher Leitung gleichgeordnet.
- Übt eine **Muttergesellschaft** über eine oder mehrere Töchter die Herrschaft über Kapitalbeteiligungen aus und unterstellt sie damit einer einheitlichen Leitung, liegt eine einseitige Beherrschung im Konzern vor.
- Eine **Holding** (Dachgesellschaft) übernimmt die Funktion einer Muttergesellschaft. Sie ist kapitalmäßig an den einzelnen Unternehmen beteiligt, übernimmt für diese aber nur Verwaltungs- und Organisationsaufgaben.

(6) Hat ein Unternehmen aufgrund seines Marktanteils oder seiner Verflechtungen mit anderen Unternehmen gegenüber den Mitkonkurrenten eine überragende Marktstellung, kann der Wettbewerb – wenn auch nicht aufgehoben – doch stark eingeschränkt werden. Dies ist besonders dann wahrscheinlich, wenn sich das Unternehmen zudem missbräuchlich verhält, also andere Mitwettbewerber behindert oder benachteiligt. Folge für den Konkurrenten kann sein: Er wird vom Markt verdrängt. Damit werden gleichzeitig die Wahlmöglichkeiten für die Konsumenten eingeschränkt, Produkte möglicherweise verteuert oder sogar Vertragsbedingungen diktiert.

(7) Grundsätzlich ist der freie Wettbewerb zwischen Unternehmen am besten geeignet, um marktgerechte und kundenorientierte Leistungen zu erbringen. Eine Zusammenarbeit zwischen Unternehmen bietet sich dort an, wo kleinere Anbieter ihre Konkurrenzfähigkeit gegenüber großen Mitwettbewerbern sichern wollen oder wo im internationalen Wettbewerb Marktanteile auf dem Spiele stehen.

Aufgaben 16

(1) Unter **Marketing** werden alle unternehmerischen Aktivitäten verstanden, die darauf abzielen, zur Erhaltung der vorhandenen Nachfrage und zur Gewinnung neuer Abnehmer ein planmäßiges Leistungsangebot bereitzustellen, dessen Inhalt und Zielsetzung maßgeblich von den Bedingungen des Absatzmarktes bestimmt werden.

Die an den jeweiligen Marktgegebenheiten ausgerichtete unternehmerische Handlungsstrategie, die den Einsatz der aufeinander abgestimmten Marketinginstrumente festlegt, bezeichnet man als **Marketing-Mix**.

(2) Die Marketingstrategie eines Unternehmens umfasst vier Instrumente, und zwar:
- die Produkt- und Sortimentspolitik;
- die Preispolitik mit den Verkaufsbedingungen;
- die Vertriebspolitik und
- die Kommunikationspolitik, insbesondere Werbung.

(3) Individuelle Schülerantwort.

(4) Da die Daten relativ willkürlich, zufällig und planlos erhoben werden, dürfte die **Markterkundung** von vornherein als für das Projekt ungeeignet ausscheiden, sodass nur die Arten und Methoden der **Marktforschung** die gewünschten Daten liefern können.

Sekundärforschung:	Der Rückgriff auf bereits vorhandenes Datenmaterial ist grundsätzlich möglich. Allerdings können Art und Alter dieser internen oder externen Datenquellen die Aussagekraft des Materials so erheblich einschränken, dass dennoch neues bzw. zusätzliches Datenmaterial erhoben werden muss, um so die gewünschten Analyseergebnisse erhalten zu können.
Primärforschung:	Die Primärforschung, die gegenüber der Sekundärforschung nicht nur wesentlich höhere Kosten verursacht, sondern auch eines größeren Zeitaufwandes bedarf, führt zu neuen, bisher noch nicht vorhandenen, aktuellen Daten, die zu den gewünschten Analyseergebnissen führen. Die **Marktbeobachtung** als Erhebungsart dürfte nur dann zum Einsatz kommen, wenn die Marktforschung mit dem Ziel betrieben wird, ständig über Entwicklungen und Veränderungen der Rauchgewohnheiten Jugendlicher unterrichtet zu sein. Soll die Untersuchung in dieser Form jedoch nur einmalig vorgenommen werden, handelt es sich um eine **Marktanalyse,** bei der die benötigten Daten durch Befragungen beschafft werden, weil nur so die Motive für den Griff zur Zigarette in Erfahrung gebracht werden können.

(5) Werden Marktdaten durch ein systematisches, wissenschaftlich gesichertes und planvolles Vorgehen erhoben, spricht man von **Marktforschung.** Bei der **Markterkundung** werden Marktdaten relativ willkürlich, zufällig und planlos erfasst.

(6)

Marktbeobachtung:	Wenn Marktforschung mit dem Ziel betrieben wird, über Entwicklungen und Veränderungen auf den Märkten ständig unterrichtet zu sein, wird das **Panel** als Untersuchungsmethode eingesetzt. Dabei erteilt ein gleichbleibender Personenkreis über einen längeren Zeitraum hinweg immer wieder Auskünfte über einen bestimmten Sachverhalt.
Marktanalyse:	Sollen Marktdaten einmalig zu einem bestimmten Stichtag erhoben werden, handelt es sich um eine Marktanalyse. Die benötigten Daten werden beschafft durch ● **Befragungen** *(erfassen – abhängig von der Auskunftsbereitschaft des Interviewten – neben Gegenwärtigem auch Vergangenes, Zukünftiges sowie Meinungen, Motive und Einstellungen von Marktteilnehmern),* ● **Beobachtungen** *(erfassen – unabhängig von der Auskunftsbereitschaft des Einzelnen – nur gegenwärtige, äußerlich wahrnehmbare Geschehnisse und Sachverhalte),* ● **Experimente** *(erfassen Daten in künstlich geschaffenen Situationen).*

(7) Individuelle Schülerantwort.

Denkbare (geschlossene oder offene) **Fragestellungen zu folgenden Aspekten:**

- Alter
- Geschlecht
- Familienstand, ggf. Kinderanzahl
- Migrationshintergrund
- Ausüben einer Nebentätigkeit, wenn ja welche?

- Ausüben einer ehrenamtlichen Tätigkeit, wenn ja welche?
- Gewählter Ausbildungsberuf
- Verfügen Sie als Eigentümer oder Besitzer über ein Auto, wenn ja, über welches Fabrikat?
- Wie viel Prozent Ihrer Ausbildungsvergütung geben Sie für die Gestaltung Ihrer Freizeit aus?
- Haben Sie Hobbys, wenn ja welche?
- Wie viel Zeit pro Woche beschäftigen Sie sich im Durchschnitt mit Ihren Hobbys/Ihrem Hobby?
- Sind Sie aktives Mitglied in einem Club/Verein, wenn ja in welchem?
- Mit welchen Personen (z. B. Freundeskreis, Clique, Freund, Freundin, allein) verbringen Sie Ihre Freizeit am liebsten?
- Mit welcher Schulnote bewerten Sie das Freizeitangebot an Ihrem Wohnort?
- Welche Freizeitangebote bzw. -möglichkeiten vermissen Sie an Ihrem Wohnort?
- Wie fühlen Sie sich in Ihrer Freizeit (z. B. stressig, ausgelastet, mir ist es langweilig)?
- Welche Medien (z. B. Computer, Fernsehen, Internet, Streamingdienste, Video, Radio, CD, DVD, Zeitungen, Zeitschriften, Bücher usw.) nutzen Sie in Ihrer Freizeit am meisten?
- Sind Sie in einem sozialen Netzwerk als Mitglied registriert, wenn ja in welchem?
- Nutzen Sie einen Kurznachrichtendienst, wenn ja welchen?
- Wie lange sehen Sie pro Tag durchschnittlich fern?
- Was unternehmen Sie in Ihrer Freizeit am liebsten?
- Wo verbringen Sie die meiste Freizeit während der Woche?
- Wo verbringen Sie die meiste Freizeit am Wochenende?

(8) Individuelle Schülerantwort.

(9) Bei der Produktgestaltung ist zu beachten, dass die herzustellenden und anzubietenden Waren in ihrer Beschaffenheit, Verwendungsfähigkeit und Gestaltung den Kundenwünschen entsprechen. Auf keinen Fall dürfen in einem marktgerechten Angebot mit Mängeln behaftete, minderwertige, umwelt- oder gar gesundheitsschädliche Produkte enthalten sein.

Die Produktverpackung schützt die Waren in erster Linie bei Transport und Lagerung vor Beschädigung und Verderb. Darüber hinaus kann die Verpackung den Umgang mit dem Produkt erleichtern, indem sie dem Kunden z. B. die Entnahme verbrauchsgerechter Mengen oder ein sicheres Wiederverschließen ermöglicht. In zunehmendem Maße sind der Verpackung auch Servicefunktionen übertragen worden, indem der Verbraucher z. B. Lebensmittel in der Verpackung zubereiten und servieren kann. Unter ökologischen Aspekten gilt es jedoch, die über die erforderlichen Verpackungsfunktionen hinausgehende Verpackungspraxis möglichst sparsam zu gestalten.

(10) Durch die Kennzeichnung mit bestimmten Markierungen wird die Absicht verfolgt,

- Produkte aus der Anonymität herauszuheben;
- Produkte von Konkurrenzangeboten zu unterscheiden und
- Informationen als Kaufentscheidungshilfe zu übermitteln.

(11) Unter einem **Sortiment** versteht man die Gesamtheit aller von einem Unternehmen angebotenen Güter (Waren und Dienstleistungen). Bei herstellenden Betrieben spricht man in diesem Zusammenhang auch vom Produktionsprogramm.

Veränderungen der hergestellten bzw. angebotenen Produktpalette können sich ergeben durch:

- Übernahme von Neuerungen in die Produktpalette **(Produktinnovation)**;
- Veränderungen an schon vorhandenen Produkten **(Produktvariation)**;
- Herausnahme von Produkten aus dem bisherigen Angebot **(Produktelimination)**;
- Aufnahme zusätzlicher Produkte in das Angebot, wobei ein Zusammenhang mit dem bisherigen Leistungsprogramm bestehen kann **(Produktdiversifikation)**.

(12) Individuelle Schülerantwort.

(13)

Listeneinkaufspreis (netto)		**93,75 €**
– Liefererrabatt	*(15,00 %)*	14,06 €
= **Zieleinkaufspreis** (Warenwert)		**79,69 €**
– Liefererskonto	*(3,00 %)*	2,39 €
= **Bareinkaufspreis**		**77,30 €**
+ Bezugskosten je Stück		3,50 €
= **Einstands- bzw. Bezugspreis**		**80,80 €**
+ Handlungskosten	*(40,00 %)*	32,32 €
= **Selbstkostenpreis**		**113,12 €**
+ Gewinn	*(15,00 %)*	16,97 €
= **Barverkaufspreis**		**130,09 €**
+ Kundenskonto	*(3,00 %)*	4,02 €
= **Zielverkaufspreis**		**134,11 €**
+ Kundenrabatt	*(2,00 %)*	2,74 €
= **Listenverkaufspreis** (netto)		**136,85 €**

Hinweis:

Im Rahmen der Bearbeitung dieser Aufgabe kann auch ein vorbereitetes Arbeitsblatt eingesetzt werden. Dieses Arbeitsblatt soll den Auszubildenden die Möglichkeit bieten, die Aufgabenstellung eigenständig zu lösen, selbst wenn nur geringe Kenntnisse im Umgang mit einem Tabellenkalkulationsprogramm vorhanden sein sollten.

- **Kopiervorschlag zum „Arbeitsblatt zur Vorwärtskalkulation unter Einsatz von MS-EXCEL"** (vgl. S. 27)
- **Musterlösung mit Formelansicht** (vgl. S. 28)

Arbeitsblatt zur Vorwärtskalkulation unter Einsatz von MS-EXCEL

Arbeitsanweisungen:

1) Erfassen Sie zunächst Struktur und Text des nachfolgenden Datenblattes!

   Achten Sie dabei bitte unbedingt darauf, dass Sie die Eingaben **nur** in den jeweils dafür vorgegebenen Zellen vornehmen! So sollte z. B. der Text des Eingabebereiches „Listeneinkaufspreis **in €:**" in der **Zelle B 5** stehen, während z. B. die Bezugskosten je Stück in Höhe von hier „3,50 €" in der **Zelle C 8** stehen sollten.

2) Formatieren Sie die Zellen **C 18 – C 32** des Ausgabe- bzw. Rechenbereiches als Dezimalzahlen mit zwei Stellen nach dem Komma und dem Währungssymbol „€".

3) Die für eine Rückwärtskalkulation jeweils relevanten Daten, und zwar beginnend beim „Listeneinkaufspreis **in €" (vgl. Zelle C 5)** bis zum „Kundenrabattsatz **in %" (vgl. Zelle C 12),** sind **ausschließlich** (!) in den **Eingabebereich** des Datenblattes einzutragen. Das jeweilige Endergebnis Ihrer Vorwärtskalkulation soll sodann automatisch im **Ausgabe- und Rechenbereich** des Datenblattes **(vgl. C 18 – C 32)** abzulesen sein.

4) Entwickeln Sie zu diesem Zweck **für den Ausgabe- bzw. Rechenbereich geeignete Formeln** für die Vorwärtskalkulation. Beachten Sie dabei, dass Sie für **alle Formeln** des Ausgabe- bzw. Rechenbereiches mit der Funktion „Runden" arbeiten müssen, um zu korrekten Rechenergebnissen gelangen zu können.

   (Syntax für diese Funktion: „= Runden(Formel; 2)"

   └ Anzahl der Stellen nach dem Komma

5) Überprüfen Sie die Richtigkeit Ihrer Formeln ggf. unter Einsatz Ihres Taschenrechners!

Datenblatt zur Vorwärtskalkulation

	A	B	C	D
1		**Vorwärtskalkulation**		
2				
3				
4		**Eingabebereich:**		
5		Listeneinkaufspreis **in €:** →	93,75	
6		Liefererrabattsatz **in %:** →	15,00	
7		Liefererskontosatz **in %:** →	3,00	
8		Bezugskosten je Stück **in €:** →	3,50	
9		Handlungskostenzuschlagssatz **in %:** →	40,00	
10		Gewinnzuschlagssatz **in %:** →	15,00	
11		Kundenskontosatz **in %:** →	3,00	
12		Kundenrabattsatz **in %:** →	2,00	
13				
14				
15				
16				
17		**Ausgabe- bzw. Rechenbereich:**		
18		**Listeneinkaufspreis**	**93,75 €**	↓
19		- Liefererrabatt	14,06 €	
20		**= Zieleinkaufspreis**	**79,69 €**	
21		- Liefererskonto	2,39 €	
22		**= Bareinkaufspreis**	**77,30 €**	
23		+ Bezugskosten je Stück	3,50 €	
24		**= Einstandspreis**	**80,80 €**	
25		+ Handlungskosten	32,32 €	
26		**= Selbstkostenpreis**	**113,12 €**	
27		+ Gewinn	16,97 €	
28		**= Barverkaufspreis**	**130,09 €**	
29		+ Kundenskonto	4,02 €	
30		**= Zielverkaufspreis**	**134,11 €**	
31		+ Kundenrabatt	2,74 €	
32		**= Listenverkaufspreis**	**136,85 €**	↓

Musterlösung zum „Arbeitsblatt zur Vorwärtskalkulation unter Einsatz von MS-EXCEL" (Aufgabe 13)

	A	B	C	D
1		**Vorwärtskalkulation**		
2				
3				
4		**Eingabebereich:**		
5		Listeneinkaufspreis **in €**: →	93,75	
6		Liefererrabattsatz **in %**: →	15	
7		Liefererskontosatz **in %**: →	3	
8		Bezugskosten je Stück **in €**: →	3,5	
9		Handlungskostenzuschlagssatz **in %**: →	40	
10		Gewinnzuschlagssatz **in %**: →	15	
11		Kundenskontosatz **in %**: →	3	
12		Kundenrabattsatz **in %**: →	2	
13				
14				
15				
16				
17		**Ausgabe- bzw. Rechenbereich:**		
18		**Listeneinkaufspreis**	**=C5**	↓
19		- Liefererrabatt	=RUNDEN(C18*C6/100;2)	
20		**= Zieleinkaufspreis**	**=RUNDEN(C18-C19;2)**	
21		- Liefererskonto	=RUNDEN(C20*C7/100;2)	
22		**= Bareinkaufspreis**	**=RUNDEN(C20-C21;2)**	
23		+ Bezugskosten je Stück	=C8	
24		**= Einstandspreis**	**=RUNDEN(C22+C23;2)**	
25		+ Handlungskosten	=RUNDEN(C24*C9/100;2)	
26		**= Selbstkostenpreis**	**=RUNDEN(C24+C25;2)**	
27		+ Gewinn	=RUNDEN(C26*C10/100;2)	
28		**= Barverkaufspreis**	**=RUNDEN(C26+C27;2)**	
29		+ Kundenskonto	=RUNDEN(C28/(100-C11)*C11;2)	
30		**= Zielverkaufspreis**	**=RUNDEN((C28+C29);2)**	
31		+ Kundenrabatt	=RUNDEN(C30/(100-C12)*C12;2)	
32		**= Listenverkaufspreis**	**=RUNDEN(C30+C31;2)**	

(14)

Listeneinkaufspreis (netto)		**93,75 €**
– Liefererrabatt	*(15,00 %)*	14,06 €
= **Zieleinkaufspreis** (Warenwert)		**79,69 €**
– Liefererskonto	*(3,00 %)*	2,39 €
= **Bareinkaufspreis**		**77,30 €**
+ Bezugskosten	(3,50 % des Warenwertes)	2,79 €
= **Einstands- bzw. Bezugspreis**		**80,09 €**
+ Handlungskosten	*(40,00 %)*	32,04 €
= **Selbstkostenpreis**		**112,13 €**
+ Gewinn	*(15,00 %)*	16,82 €
= **Barverkaufspreis**		**128,95 €**
+ Kundenskonto	*(3,00 %)*	3,99 €
= **Zielverkaufspreis**		**132,94 €**
+ Kundenrabatt	*(2,00 %)*	2,71 €
= **Listenverkaufspreis** (netto)		**135,65 €**

(15) Der kalkulierte Verkaufspreis ist der Preis eines Anbieters, der gewährleisten soll, dass die Erlöse die Kosten übersteigen, sodass ein angemessener Gewinn verbleibt. Ob sich jedoch dieser kalkulierte Preis tatsächlich am Markt durchsetzen lässt, hängt insbesondere vom Verhalten und von der Anzahl der anderen Marktteilnehmer, also aller Anbieter und Nachfrager ab. Bieten nämlich viele Konkurrenten ihre Produkte an, wird der einzelne Anbieter selbst kaum Einfluss auf die Preisgestaltung haben, sodass er sich am Gleichgewichtspreis orientieren muss, der sich durch das Verhältnis von Angebot und Nachfrage bildet.

(16) a) Psychologische Preisgestaltung (gebrochener Preis)
b) Rabattgewährung
c) räumliche Preisdifferenzierung

(17) Individuelle Schülerantwort.

(18) Ohne bestimmte Güter zu erwähnen, zielt die **Öffentlichkeitsarbeit** auf die positive Selbstdarstellung des Unternehmens, um z. B. durch Betriebsbesichtigungen oder Förderung des Gemeinwohls eine Atmosphäre des Vertrauens herzustellen.

Im Gegensatz zur Werbung, die sich eher um einen stetigen Absatz bemüht, soll durch die **Verkaufsförderung** ein zusätzlicher, kurzfristiger Anreiz zum Kauf bestimmter Produkte geschaffen werden. Dies kann etwa durch das Verteilen kostenloser Proben oder Produktvorführungen am Verkaufsort, aber auch durch die Bereitstellung von Werbematerialien seitens des Herstellers erreicht werden.

Beim **persönlichen Verkauf** nimmt der Verkäufer z. B. über Reisende oder Handelsvertreter persönlich Kontakt zum Kunden auf, um durch ein gezieltes Gespräch einen Verkaufsabschluss herbeizuführen.

(19)

Sammelwerbung	Gemeinschaftswerbung
Mehrere Unternehmen (derselben Branche oder verschiedener Branchen) werben gemeinsam, wobei die beteiligten Anbieter namentlich den Umworbenen bekannt gemacht werden.	Mehrere Unternehmen werben gemeinsam, ohne dass die beteiligten Anbieter namentlich in Erscheinung treten, um das Leistungsangebot einer Branche oder eines Wirtschaftszweiges bekannt zu machen.

(20) Individueller Werbebrief für ein typisches Gut oder eine typische Dienstleistung des Ausbildungsbetriebes.

(21) Werbung verfolgt das Ziel, bisherige, möglichst aber auch neue Kunden anzusprechen, sie mit Informationen zu versorgen, ihre Aufmerksamkeit und Neugier zu wecken und ein Angebot vorzustellen, das dem jeweiligen Kundenbedürfnis gerecht wird.

Im Einzelnen gilt es,

- eine Unternehmensgründung oder die Einführung neuer Produkte oder Dienstleistungen bekannt zu machen;
- fortlaufend an die im Sortiment bzw. Produktions- oder Dienstleistungsprogramm geführten Güter zu erinnern;
- über Preisänderungen, zusätzliche Serviceleistungen oder besondere Ereignisse (z.B. Messen, Ausstellungen, Jubiläen) zu informieren;
- die eigenen Produkte von denen der Konkurrenz abzugrenzen.

(22) Individuelle Schülerantwort.

(23) Der Tausenderpreis, der die Reichweite einer Werbebotschaft ausdrückt, besagt, wie teuer es ist, 1 000 Personen eine Werbebotschaft zu übermitteln:

$$\text{Tausenderpreis (einer Zeitung)} = \frac{\text{Preis je Anzeigenseite} \cdot 1\,000}{\text{Gesamtleserschaft pro Auflage}}$$

(24) Individuelle Schülerantwort.

Aufgaben 17

(1) Das Gesetz gegen den unlauteren Wettbewerb *(UWG)* stellt einen fairen Wettstreit zwischen allen anbietenden Unternehmen am Markt sicher, indem es wettbewerbswidrige Handlungsweisen (insbesondere irreführende geschäftliche Handlungen) untersagt.

(2) Irreführend sind geschäftliche Handlungen dann,

- wenn Angaben über die Verfügbarkeit, Art, Ausführung, Zusammensetzung, Menge, Verwendungsmöglichkeiten, Beschaffenheit, geografische oder betriebliche Herkunft einer Ware oder Dienstleistung nicht zutreffen;

- wenn Angaben über den Preis oder die Art und Weise, wie er berechnet wird, oder die Lieferungsbedingungen nicht stimmen;
- wenn Angaben über den Werbenden, seine Identität, sein Vermögen, seine Befähigungen, Auszeichnungen oder Ehrungen nicht korrekt sind;
- wenn mit der Herabsetzung eines Preises geworben wird, obwohl er nur für eine unangemessen kurze Zeit gültig ist.

(3) Krankenhäuser dürfen **nicht** mit bildhaften Darstellungen von Personen in Berufskleidung oder bei der Berufsausübung von Angehörigen der Heilberufe werben. Auch Werbung mit Dank-, Anerkennungs- oder Empfehlungsschreiben ist verboten.

(4) Nein. Grundsätzlich gilt, dass für verschreibungspflichtige Arzneimittel **nicht** beim allgemeinen Publikum geworben werden darf.

(5) Für Ärzte schreibt die Berufsordnung der Landesärztekammern ein Werbeverbot vor. Der Arzt darf daher **nicht** für seine berufliche Tätigkeit werben.

Lernfeld: Betriebliche Leistungsprozesse

Aufgaben 18

(1) a) Privatrecht, da der Berufsausbildungsvertrag Rechte und Pflichten der gleichberechtigten Vertragsparteien festlegt. Öffentliches Recht würde z.B. berührt, wenn die Auszubildende noch minderjährig ist (Jugendarbeitsschutzgesetz) oder wenn die Auszubildende mit giftigen oder ätzenden Stoffen in Berührung kommt (Gefahrstoffverordnung als Arbeitsschutzrecht).

b) Öffentliches Recht (Steuerrecht).

c) Öffentliches Recht (Strafrecht).

d) Privatrecht (Bürgerliches Recht: Sachdarlehensvertrag gemäß §§ 607 ff. BGB).

e) Öffentliches Recht, da das Interesse des Einzelnen den Erfordernissen der Gemeinschaft untergeordnet wird.

(2) Die individuelle Ausgestaltung der eigenen Interessen und Ansprüche durch eine einzelne Person (subjektives Recht) im vorhandenen Rechtsrahmen (objektives Recht), der durch Gesetze, Gewohnheitsrecht, Handelsbrauch und durch die ständige Rechtsprechung abgesteckt wird, ist zulässig.

(3) Individuelle Schülerantwort.

(4) Natürliche Personen erlangen mit der Geburt die Rechtsfähigkeit, während juristische Personen durch Gründung oder Eintragung in das Vereins-, Handels- oder Genossenschaftsregister rechtsfähig werden.

(5)

1. Stufe: Geschäftsunfähigkeit:	Kinder unter 7 Jahren sowie Menschen, die sich in einem dauernden Zustand krankhafter Störung der Geistestätigkeit befinden, können keine rechtsgültigen Geschäfte abschließen. Für diesen Personenkreis handeln Eltern, Vormund oder Betreuer. **Ausnahme**: Ein Geschäftsunfähiger tritt als **Bote** auf.
2. Stufe: beschränkte Geschäftsfähigkeit:	Rechtsgeschäfte, die von Kindern und Jugendlichen zwischen 7 und 18 Jahren abgeschlossen werden, bedürfen der Zustimmung (Einwilligung oder Genehmigung) des gesetzlichen Vertreters. **Ausnahmen**: Schenkungen, „Taschengeldparagraf", Tätigkeiten in einem vorher genehmigten Arbeitsverhältnis.
3. Stufe: unbeschränkte Geschäftsfähigkeit:	Natürliche Personen ab 18 Jahren (sowie juristische Personen) können selbstständig alle Rechtsgeschäfte abschließen.

Mit der Berücksichtigung von Alter, körperlicher und geistiger Leistungsfähigkeit beim Abschluss von Rechtsgeschäften berücksichtigt der Gesetzgeber die jeweilige Entscheidungsfähigkeit natürlicher Personen und schützt sie somit vor negativen Folgen ihres Handelns.

(6) Die Behauptung ist falsch, da neben natürlichen Personen selbstverständlich auch juristische Personen im Rahmen der bestehenden Rechtsnormen über Rechtsobjekte, also über Sachen und Rechte, verfügen können.

(7) Nicht vertretbare Sachen sind Stücksachen, also genau identifizierbare Gegenstände, die aufgrund ihres einmaligen Charakters nicht oder nicht ohne Weiteres wiederbeschaffbar sind.

(8) Eigentümer ist derjenige, dem die Digitalkamera gestohlen worden ist. Besitzer ist der Hehler, bei dem die Polizei das Diebesgut sichergestellt hat.

(9) ① → e (Rechtsfähigkeit)

② → c (Besitz)

③ → b (Eigentum)

④ → a (juristische Person)

⑤ → d (Geschäftsfähigkeit)

(10) Absolute Rechte wirken gegen jedermann, relative Rechte nur zwischen bestimmten Personen wie etwa den Parteien eines Kaufvertrages.

Aufgaben 19

(1) Willenserklärungen zur Herbeiführung von Rechtsgeschäften sind **grundsätzlich formfrei** (Privatautonomie). Daher können Willenserklärungen mündlich, schriftlich oder auch durch schlüssiges (konkludentes) Verhalten abgegeben werden.

(2) Ein Verstoß gegen eine gesetzlich vorgeschriebene oder vereinbarte Form führt zur **Nichtigkeit des Rechtsgeschäftes.** Also ist das Rechtsgeschäft von Anfang an unwirksam.

(3) **Nichtigkeit eines Rechtsgeschäftes:** Ein Rechtsgeschäft ist **von Anfang an unwirksam,** da bestimmte Voraussetzungen, die vom BGB an rechtswirksame Willenserklärungen gestellt werden, nicht vorliegen.

Anfechtbarkeit eines Rechtsgeschäftes: Ein **zunächst wirksam zustande gekommenes** Rechtsgeschäft kann unter bestimmten Voraussetzungen nachträglich angefochten werden. **Bis zu dieser Anfechtung,** mit der das Rechtsgeschäft seine Gültigkeit verliert und von Anfang an als nichtig angesehen wird, **ist es wirksam.**

(4) a) Gültiges Rechtsgeschäft, da das an sich geschäftsunfähige 6-jährige Kind hier als Bote auftritt

b) nichtig, da sittenwidrig

c) nichtig, da die Willenserklärung im Zustande vorübergehender Störung der Geistestätigkeit abgegeben worden ist

d) nichtig, da Verstoß gegen eine gesetzlich vorgeschriebene Form (notarielle Beurkundung des Kaufvertrages erforderlich!)

e) anfechtbar, da Inhaltsirrtum (Frau Werner irrt über die Bedeutung der von ihr abgegebenen Willenserklärung [Handzeichen])

f) gültiges Rechtsgeschäft, da sinkende Kurse bei Aktien keinen Grund für die Nichtigkeit oder Anfechtbarkeit des Rechtsgeschäftes darstellen

g) nichtiges Rechtsgeschäft, da die nachträgliche Genehmigung der Eltern nicht erfolgt ist

h) wegen arglistiger Täuschung anfechtbares Rechtsgeschäft

i) nichtiges Rechtsgeschäft eines geschäftsunfähigen Kindes

(5) Individuelle Schülerantwort.

(6) Die Anfechtung stellt eine einseitige Willenserklärung dar, die empfangsbedürftig ist. Somit kann diese Willenserklärung erst dann zur Anfechtung führen, wenn sie der entsprechenden Person zugegangen ist.

(7)

Vertragsarten	Erläuterungen
Dienstvertrag	Verpflichtung zur sorgfältigen Ausführung einer bestimmten Tätigkeit gegen Entgelt, wobei nicht der Arbeitserfolg, sondern das Bemühen um sorgfältige Ausführung des Dienstes im Mittelpunkt steht
Werkvertrag	entgeltliche Herstellung eines von Sach- und Rechtsmängeln freien Werkes, wobei der Beauftragte den bestimmten Erfolg garantiert
Mietvertrag	Überlassung einer Sache zum Gebrauch gegen Entgelt, wobei die Gebrauchsüberlassung im Mittelpunkt steht
Leihvertrag	Überlassung einer Sache zum unentgeltlichen Gebrauch und zur späteren Rückgabe der geliehenen Sache
Pachtvertrag	entgeltliche Überlassung einer Sache zum Gebrauch, wobei die Erwirtschaftung von Erträgen im Mittelpunkt steht
Darlehensvertrag	entgeltliche Überlassung von Geld **(= Gelddarlehensvertrag) oder** Überlassung einer vereinbarten anderen vertretbaren Sache zum Verbrauch gegen spätere Rückerstattung von Sachen in gleicher Art, Güte und Menge **(= Sachdarlehensvertrag)**

(8) a) Kaufvertrag
b) Dienstvertrag
c) Leihvertrag
d) Gelddarlehensvertrag
e) Werkvertrag
f) Mietvertrag
g) Werkvertrag
h) Dienstvertrag
i) Pachtvertrag
j) Dienstvertrag
k) Leihvertrag
l) Sachdarlehensvertrag

Aufgaben 20

(1) Aufgrund der Anzeige hat sich der Optiker (Käufer) bereits vorab für eine bestimmte Ware des werbenden Herstellers (Verkäufers) entschieden:

- verbindliche Bestellung des Käufers = **Antrag** = 1. Willenserklärung
- verbindliche Auftragsbestätigung des Verkäufers oder sofortige Lieferung = **Annahme** = 2. Willenserklärung

(2) Die Annahme eines Antrages mit einer Veränderung gilt als **Ablehnung.** Allerdings richtet die Krause KG mit dieser Veränderung gleichzeitig einen neuen Antrag an den Zahnarzt. Der Kaufvertrag käme nur zustande, wenn der Zahnarzt die veränderten Bedingungen (schwarzer statt brauner Stoffbezug) akzeptiert.

(3) Durch Freizeichnungsklauseln ist ein Angebot teilweise oder sogar ganz unverbindlich. Durch die Klausel „Preisänderungen vorbehalten" ist lediglich der Preis der Ware unverbindlich. Ein Kaufvertrag kommt erst zustande, wenn der Käufer annimmt (Bestellung) und der Verkäufer entweder die Ware zu dem im Angebot genannten Preis liefert oder den Preis bestätigt (Auftragsbestätigung). Erfolgt diese Auftragsbestätigung nicht, gilt das Schweigen unter Kaufleuten, zwischen denen bereits Geschäftsbeziehungen bestehen, als Zustimmung.

(4) Der unaufgefordert zugesandte Warenposten stellt zunächst einen Antrag (Angebot) des Großhändlers dar. Der Einzelhändler könnte den Kaufvertrag dadurch entstehen lassen, dass er z.B. zustimmt, bezahlt oder die Waren weiterverkauft. Da der Einzelhändler jedoch auf diese Warensendung nicht reagiert und zu dem Großhändler bereits Geschäftsbeziehungen bestehen, gilt das Schweigen des Einzelhändlers als Annahme, sodass ein Kaufvertrag zustande gekommen ist.

(5) Das Elektrowarengeschäft hat den Blu-Ray-Player mangelfrei zu übergeben. Der Kunde nimmt das Gerät an und begleicht den Kaufpreis. Dann überträgt das Elektrowarengeschäft das Eigentum am Blu-Ray-Player auf den Kunden.

(6)

Beispiel für einen **bürgerlichen Kauf** (zwischen Privatpersonen):	Eine Familie erwirbt aufgrund einer privaten Zeitungsanzeige ein Trampolin.
Beispiel für einen **Verbrauchsgüterkauf** (zwischen Verbraucher und Unternehmer):	Eine Studentin erwirbt einen Tablet-PC im Versandhandel.

(7)

Arten des Kaufvertrages nach ...				
Fälle	... der Art und Beschaffenheit	... den Vertragspartnern: Kaufvertrag...	... dem Zahlungszeitpunkt	... der Lieferzeit der Ware
a)	Stückkauf	zwischen Verbrauchern	Zahlung bei Lieferung	–
b)	Gattungskauf, Kauf auf Probe oder auf Besichtigung	zwischen Kaufleuten (zweiseitiger Handelskauf)	Zahlung nach Lieferung	–
c)	Gattungskauf	zwischen Kaufleuten (zweiseitiger Handelskauf)	Zahlung nach Lieferung	–
d)	Gattungskauf	zwischen Verbraucher und Unternehmer	Zahlung vor Lieferung (Teilbetrag)	–
e)	Gattungskauf, Spezifikationskauf	zwischen Kaufleuten (zweiseitiger Handelskauf)	Zahlung nach Lieferung	Fixhandelskauf
f)	Gattungskauf, Ramschkauf	zwischen Verbraucher und Unternehmer	Zahlung bei Lieferung	–
g)	Gattungskauf	zwischen Kaufleuten (zweiseitiger Handelskauf)	Zahlung nach Lieferung	Fixhandelskauf
h)	Gattungskauf	zwischen Verbraucher und Unternehmer	Zahlung bei Lieferung	Fixgeschäft

(8) Antwort c. Beim Fixkauf muss zu einem genau festgelegten Termin geliefert werden. Dessen Einhaltung ist Hauptbestandteil des Vertrages.

(9) Voraussetzungen, unter denen allgemeine Geschäftsbedingungen gemäß BGB Vertragsbestandteil werden:

- Der Verkäufer muss den Käufer ausdrücklich oder durch deutlich sichtbaren Aushang am Ort des Vertragsabschlusses auf die allgemeinen Geschäftsbedingungen hinweisen.
- Dem Käufer ist die Möglichkeit zu geben, in zumutbarer Weise vom Inhalt der allgemeinen Geschäftsbedingungen Kenntnis zu nehmen.
- Der Käufer muss sein Einverständnis zu den vorformulierten Vertragsbedingungen geben.

(10) - Überraschende Klauseln (Bestimmungen, mit denen der Käufer nicht zu rechnen braucht);
- mehrdeutige Klauseln (Zweifel bei der Auslegung allgemeiner Geschäftsbedingungen gehen zulasten des Verwenders);
- Möglichkeit kurzfristiger Preiserhöhungen (innerhalb von vier Monaten nach Abschluss des Kaufvertrages) bei Warenlieferungen an Konsumenten;
- Verkürzung der gesetzlichen Gewährleistungsfrist für Konsumenten.

(11) Individueller Schülervortrag.

Aufgaben 21

(1) Ein Beschaffungsplan wird erstellt, damit der betriebliche Leistungsprozess störungsfrei ablaufen kann.

(2) Individuelle Schülerantwort.

(3) - Geschäftszweig;
- Betriebsform;
- Konkurrenz;
- Standort;
- Kaufkraft;
- Verbrauchsgewohnheiten;
- Marktneuheiten.

(4) Wird **zu viel** eingekauft, erhöht sich der Lagerbestand und die Kosten der Lagerhaltung steigen. Darüber hinaus besteht die Gefahr, dass Waren verderben oder überaltern.

Wird **zu wenig** eingekauft, kann es in Fertigungsbetrieben zu Störungen im Produktionsablauf kommen, indem Maschinen unausgelastet und Mitarbeiter unbeschäftigt bleiben, sodass Termine nicht eingehalten werden können.

Wird in Handelsbetrieben zu wenig eingekauft, ist das Unternehmen nicht lieferbereit und verliert Kunden. Kommt es häufiger zu derartigen Engpässen, werden die Abnehmer auf Dauer zur Konkurrenz abwandern.

(5) - Auftragseingänge entwickeln sich positiver oder negativer als erwartet;
- Einkommensveränderungen der Käufer (z. B. durch hohe Lohnabschlüsse, Kurzarbeit oder Arbeitslosigkeit) bzw. veränderte Ertragssituation der Kunden (z. B. durch eine verbesserte oder nachlassende Gewinnentwicklung der Unternehmen);
- staatliche Maßnahmen wie z. B. Steuererhöhungen;
- politische Ereignisse wie z. B. Sozialreformen (Gesundheits- und Arbeitsmarktreformen);
- verbesserte Verkehrsanbindung durch neue Nahverkehrslinien, Straßenausbau, Parkhäuser und -plätze;
- Konkurrenzbetriebe, die sich am selben Standort niederlassen;
- Wandlung im Kaufverhalten z. B. durch Modeerscheinungen, Produktinnovationen;

- besondere Veranstaltungen, die das Unternehmen selbst durchführt (wie z. B. Werbeaktionen, Geschäftsjubiläen) oder die am Geschäftssitz des Unternehmens stattfinden (z. B. Ausstellungen, Festwochen);
- starke Abweichungen von den normalen jahreszeitlichen Witterungsverhältnissen.

(6)

Listeneinkaufspreis (netto)		**36,73 €**
– Liefererrabatt	*(10,00 %)*	3,67 €
= **Zieleinkaufspreis** (Warenwert)		**33,06 €**
– Liefererskonto	*(2,00 %)*	0,66 €
= **Bareinkaufspreis**		**32,40 €**
+ Bezugskosten je Stück		0,29 €
= **Einstands- bzw. Bezugspreis**		**32,69 €**
+ Handlungskosten	*(35,00 %)*	11,44 €
= **Selbstkostenpreis**		**44,13 €**
+ Gewinn	*(5,00 %)*	2,21 €
= **Barverkaufspreis**		**46,34 €**
+ Kundenskonto	*(3,00 %)*	1,43 €
= **Zielverkaufspreis**		**47,77 €**
+ Kundenrabatt	*(2,50 %)*	1,22 €
= **Listenverkaufspreis** (netto)		**48,99 €**

Hinweis:

Im Rahmen der Bearbeitung dieser Aufgabe kann auch ein vorbereitetes Arbeitsblatt eingesetzt werden. Dieses Arbeitsblatt soll den Auszubildenden die Möglichkeit bieten, die Aufgabenstellung eigenständig zu lösen, selbst wenn nur geringe Kenntnisse im Umgang mit einem Tabellenkalkulationsprogramm vorhanden sein sollten.

- **Kopiervorschlag zum „Arbeitsblatt zur Rückwärtskalkulation unter Einsatz von MS-EXCEL"** (vgl. S. 38)
- **Musterlösung mit Formelansicht** (vgl. S. 39)

Arbeitsblatt zur Rückwärtskalkulation unter Einsatz von MS-EXCEL

Arbeitsanweisungen:

1) Erfassen Sie zunächst Struktur und Text des nachfolgenden Datenblattes!

   Achten Sie dabei bitte unbedingt darauf, dass Sie die Eingaben **nur** in den jeweils dafür vorgegebenen Zellen vornehmen! So sollte z. B. der Text des Eingabebereiches „Listenverkaufspreis **in €:"** in der **Zelle B 5** stehen, während z. B. die Bezugskosten je Stück in Höhe von hier „0,29 €" in der **Zelle C 10** stehen sollten.

2) Formatieren Sie die Zellen **C 18 – C 32** des Ausgabe- bzw. Rechenbereiches als Dezimalzahlen mit zwei Stellen nach dem Komma und dem Währungssymbol „€".

3) Die für eine Rückwärtskalkulation jeweils relevanten Daten, und zwar beginnend beim „Listenverkaufspreis **in €" (vgl. Zelle C 5)** bis zum „Liefererrabattsatz **in %" (vgl. Zelle C 12),** sind **ausschließlich** (!) in den **Eingabebereich** des Datenblattes einzutragen. Das jeweilige Endergebnis Ihrer Rückwärtskalkulation soll sodann automatisch im **Ausgabe- und Rechenbereich** des Datenblattes **(vgl. C 18 – C 32)** abzulesen sein.

4) Entwickeln Sie zu diesem Zweck **für den Ausgabe- bzw. Rechenbereich geeignete Formeln** für die Rückwärtskalkulation. Beachten Sie dabei, dass Sie für **alle Formeln** des Ausgabe- bzw. Rechenbereiches mit der Funktion „Runden" arbeiten müssen, um zu korrekten Rechenergebnissen gelangen zu können.

   (Syntax für diese Funktion: „= Runden(Formel; 2)"
   └ Anzahl der Stellen nach dem Komma

5) Überprüfen Sie die Richtigkeit Ihrer Formeln ggf. unter Einsatz Ihres Taschenrechners!

Datenblatt zur Rückwärtskalkulation

	A	B	C	D
1		**Rückwärtskalkulation**		
2				
3				
4		**Eingabebereich:**		
5		Listenverkaufspreis **in €:** →	48,99	
6		Kundenrabattsatz **in %:** →	2,50	
7		Kundenskontosatz **in %:** →	3,00	
8		Gewinnzuschlagssatz **in %:** →	5,00	
9		Handlungskostenzuschlagssatz **in %:** →	35,00	
10		Bezugskosten je Stück **in €:** →	0,29	
11		Liefererskontosatz **in %:** →	2,00	
12		Liefererrabattsatz **in %:** →	10,00	
13				
14				
15				
16				
17		**Ausgabe- bzw. Rechenbereich:**		
18		**Listeneinkaufspreis**	**36,73 €**	↑
19		- Liefererrabatt	3,67 €	
20		**= Zieleinkaufspreis**	**33,06 €**	
21		- Liefererskonto	0,66 €	
22		**= Bareinkaufspreis**	**32,40 €**	
23		+ Bezugskosten je Stück	0,29 €	
24		**= Einstandspreis**	**32,69 €**	
25		+ Handlungskosten	11,44 €	
26		**= Selbstkostenpreis**	**44,13 €**	
27		+ Gewinn	2,21 €	
28		**= Barverkaufspreis**	**46,34 €**	
29		+ Kundenskonto	1,43 €	
30		**= Zielverkaufspreis**	**47,77 €**	
31		+ Kundenrabatt	1,22 €	
32		**= Listenverkaufspreis**	**48,99 €**	

Musterlösung zum „Arbeitsblatt zur Rückwärtskalkulation unter Einsatz von MS-EXCEL“ (Aufgabe 6)

	A	B	C	D
1		**Rückwärtskalkulation**		
2				
3				
4		**Eingabebereich:**		
5		Listenverkaufspreis **in €:**	48,99	
6		Kundenrabattsatz **in %:**	2,5	
7		Kundenskontosatz **in %:**	3	
8		Gewinnzuschlagssatz **in %:**	5	
9		Handlungskostenzuschlagssatz **in %:**	35	
10		Bezugskosten je Stück **in €:**	0,29	
11		Liefererskontosatz **in %:**	2	
12		Liefererrabattsatz **in %:**	10	
13				
14				
15				
16				
17		**Ausgabe- bzw. Rechenbereich:**		
18		**Listeneinkaufspreis**	**=RUNDEN(C20+C19;2)**	↑
19		- Liefererrabatt	=RUNDEN(C20/(100-C12)*C12;2)	
20		**= Zieleinkaufspreis**	**=RUNDEN(C22+C21;2)**	
21		- Liefererskonto	=RUNDEN(C22/(100-C11)*C11;2)	
22		**= Bareinkaufspreis**	**=RUNDEN(C24-C23;2)**	
23		+ Bezugskosten je Stück	=C10	
24		**= Einstandspreis**	**=RUNDEN(C26-C25;2)**	
25		+ Handlungskosten	=RUNDEN(C26/(100+C9)*C9;2)	
26		**= Selbstkostenpreis**	**=RUNDEN(C28-C27;2)**	
27		+ Gewinn	=RUNDEN(C28/(100+C8)*C8;2)	
28		**= Barverkaufspreis**	**=RUNDEN(C30-C29;2)**	
29		+ Kundenskonto	=RUNDEN(C30*C7/100;2)	
30		**= Zielverkaufspreis**	**=RUNDEN(C32-C31;2)**	
31		+ Kundenrabatt	=RUNDEN(C32*C6/100;2)	
32		**= Listenverkaufspreis**	**=C5**	

(7) Da die gesetzliche Umsatzsteuer allein vom Endverbraucher zu tragen ist und daher für das Unternehmen ein durchlaufender Posten ist, der keine Kosten darstellt, ist zunächst aus dem Bruttorechnungsbetrag in Höhe von 48,99 EUR [= 119 %] der Listenverkaufspreis (netto) (41,17 EUR [= 100 %]) zu ermitteln, der dann für die „neue" Rückwärtskalkulation relevant ist.

Listenverkaufspreis (netto)		**41,17 €**
+ Umsatzsteuer	*(19,00 %)*	7,82 €
= **Bruttorechnungsbetrag**		**48,99 €**

Listeneinkaufspreis (netto)		**30,81 €**
– Liefererrabatt	*(10,00 %)*	3,08 €
= **Zieleinkaufspreis** (Warenwert)		**27,73 €**
– Liefererskonto	*(2,00 %)*	0,55 €
= **Bareinkaufspreis**		**27,18 €**
+ Bezugskosten je Stück		0,29 €
= **Einstands- bzw. Bezugspreis**		**27,47 €**
+ Handlungskosten	*(35,00 %)*	9,62 €
= **Selbstkostenpreis**		**37,09 €**
+ Gewinn	*(5,00 %)*	1,85 €
= **Barverkaufspreis**		**38,94 €**
+ Kundenskonto	*(3,00 %)*	1,20 €
= **Zielverkaufspreis**		**40,14 €**
+ Kundenrabatt	*(2,50 %)*	1,03 €
= **Listenverkaufspreis** (netto)		**41,17 €**

(8) Der jeweilige Beschaffungszeitpunkt wird bestimmt durch Lieferzeit, Umsatzgeschwindigkeit, Lagerfähigkeit, Lagergröße und Lagerausstattung, Angebotstermine der Lieferanten sowie durch die voraussichtliche Preisentwicklung.

(9)
- Branchenadressbücher (ABC der deutschen Wirtschaft);
- Branchenverzeichnis der Deutschen Telekom Medien GmbH („Gelbe Seiten");
- Internet;
- Anzeigen in Tageszeitungen und Fachzeitschriften;
- Besuche von Messen, Ausstellungen, Tagungen;
- Berufsverbände, Ärzte-, Zahnärzte-Kammern, Industrie- und Handelskammern sowie Handwerkskammern;
- Hinweise von Geschäftsfreunden;
- Angebote, Prospekte, Kataloge und Preislisten von Lieferanten, zu denen bisher keine Geschäftsbeziehungen bestanden.

(10) a) Z.B. Branchenadressbücher, -verzeichnisse, Internet, Anzeigen in Fachzeitschriften, Hinweise von Geschäftsfreunden, Angebote, Prospekte, Kataloge, Messebesuch, Preislisten sowie Lieferantenkartei bzw. -datei.

b) Aufgrund des konkreten Beschaffungsauftrages ist eine **bestimmte Anfrage** zu formulieren, da Frau März neben den technischen Daten über die gewünschte Hardware potenzieller Lieferanten auch Angaben über Preise, Lieferzeiten und Zahlungsbedingungen benötigt.

(11)
- Bei „Angeboten", die sich nicht an eine bestimmte Person, sondern an eine Vielzahl von Personen richten („Angebot" an die Allgemeinheit);
- bei Angeboten mit Freizeichnungsklauseln;
- nach Ablauf der im Angebot gesetzten Frist;
- bei rechtzeitigem Widerruf des Angebotes.

(12) Da es sich um ein Angebot unter Anwesenden handelt, ist es nur für die Dauer des Telefonats bindend.

(13) Da es sich um ein Angebot unter Abwesenden handelt, gilt es nur so lange, wie der Anbietende unter normalen Umständen eine Antwort erwarten darf.

(14) Der Verkäufer ist nicht an den Preis gebunden, da es sich nicht um ein Angebot an eine bestimmte Person, sondern um ein „Angebot" an die Allgemeinheit handelt, das als Aufforderung zur Abgabe eines Antrages anzusehen ist.

(15) Der Kaufmann kann sein fehlerhaftes Angebot widerrufen, wenn der Widerruf vor oder gleichzeitig mit dem Angebot eingeht.

(16) Individueller Schülervortrag.

(17)

Beförderungsbedingungen	Käufer übernimmt:	Verkäufer übernimmt:
„ab hier"	● Verladekosten ● Frachtkosten ● Entladekosten ● Zustellkosten	● Anfuhrkosten *(Beförderungskosten vom Werk oder Lager bis zur Versandstation)*
„frei Waggon"	● Frachtkosten ● Entladekosten ● Zustellkosten	● Anfuhrkosten ● Verladekosten
„frei Werk"	----	● alle Beförderungskosten

(18) a) (35 km · 2,10 EUR) + 75,00 EUR + (250 km · 0,80 EUR) + 75,00 EUR + (15 km · 2,10 EUR) = **455,00 EUR**

b) **0,00 EUR**

c) 455,00 EUR – (35 km · 2,10 EUR) – 75,00 EUR = **306,50 EUR**

d) 455,00 EUR – (35 km · 2,10 EUR) = **381,50 EUR**

(19) „Preis einschließlich Transportverpackung": Die Kosten der Transportverpackung werden nicht gesondert berechnet.

„brutto für netto": Die Verpackungskosten werden zusätzlich berechnet, und zwar nicht zum Selbstkostenpreis, sondern zu dem Preis der gelieferten Ware.

(20) Beim Terminkauf hat die Lieferung innerhalb einer vereinbarten Frist zu erfolgen. Beim Fixkauf (als Fixgeschäft bzw. Fixhandelskauf) erfolgt die Lieferung zu einem genau festgelegten Zeitpunkt. Dieser Zeitpunkt wird durch Klauseln wie „fix", „präzis", „genau" oder „exakt", die der Zeitbestimmung hinzugefügt werden, kenntlich gemacht.

(21) Es handelt sich dabei um solche zweiseitigen Handelskäufe zwischen Kaufleuten, in denen der Lieferzeitpunkt so wesentlich ist, dass sich die Kaufvertragsparteien darüber einig sind, dass das Geschäft mit der Einhaltung oder dem Versäumnis des vereinbarten Liefertermins steht oder fällt.

(22) Der Käufer kann die Lieferung innerhalb einer bestimmten Frist – ggf. auch in Teilmengen – anfordern.

(23) $\mathbf{2\,660{,}60\ EUR} = \dfrac{2\,580{,}78\ \text{EUR} \cdot 100\,\%}{97\,\%}$

(24)

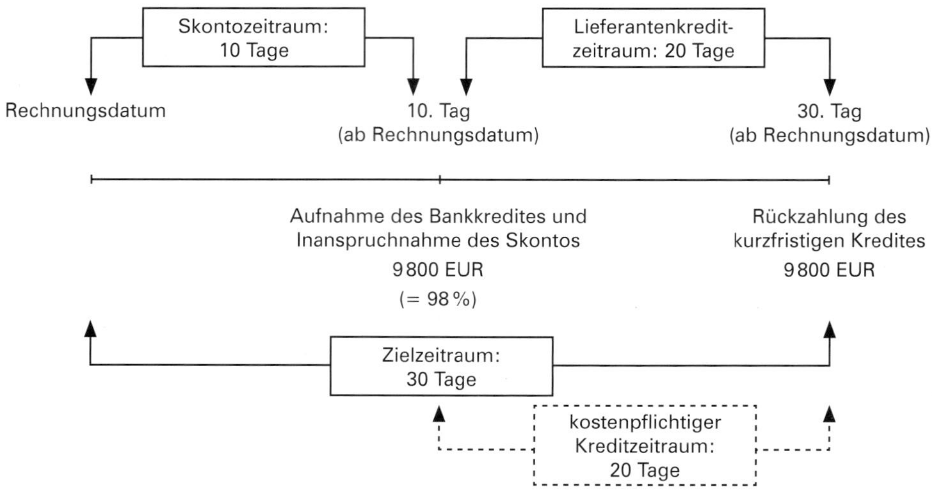

Die Inanspruchnahme des Skontos bedeutet eine Jahresverzinsung von:

20 Tage – 2 %

360 Tage – x %

$$x = \frac{360 \cdot 2}{20} = \underline{\underline{\mathbf{36\,\%}}}$$

Die Zinskosten bei Inanspruchnahme des kurzfristigen Bankkredites belaufen sich auf:

$$Z = \frac{\text{Kapital} \cdot \text{Tage} \cdot \text{Prozentsatz}}{360 \cdot 100} = \frac{9800 \cdot 20 \cdot 10}{360 \cdot 100} = \underline{\underline{\mathbf{54{,}44\ EUR}}}$$

Die Ersparnis bei Ausnutzung des Skontos und Aufnahme des kurzfristigen Bankkredites beträgt:

	200,00 EUR	Skontoertrag
./.	54,44 EUR	Zinskosten des Kredites
=	**145,56 EUR**	**Ersparnis**

(25) **Bonus**: Nachträglich (z.B. am Jahresende) gewährte Vergütung, die sich nach dem Umsatz richtet.

Skonto: Preisnachlass für vorzeitige Zahlung, da ein eingeräumtes Zahlungsziel nicht voll in Anspruch genommen wird.

(26) Der Mengenrabatt ist ein Preisnachlass, bei dem sich der Preis je Stück nach der Menge dieser einen Bestellung richtet. Demgegenüber stellt der Naturalrabatt einen Mengenrabatt dar, bei dem sich die Anzahl der erhaltenen Waren erhöht, nicht aber der Einzelpreis pro Wareneinheit verändert.

(27) Der gesetzliche Gerichtsstand ist Köln, also der Wohnort des Geldschuldners.

(28) Da Geldschulden Schickschulden sind, trägt der Käufer das Risiko bei der Übermittlung des Geldes an den Verkäufer. Insofern hat der Einzelhändler seine Leistungspflicht nicht erfüllt.

(29)

	Hersteller A	Hersteller B	Hersteller C
Angebotspreis pro Stück	102,00 EUR	95,00 EUR	77,00 EUR
./. Rabatt	20,40 EUR	14,25 EUR	7,70 EUR
= Zieleinkaufspreis	81,60 EUR	80,75 EUR	69,30 EUR
./. Skonto	1,63 EUR	2,42 EUR	0,00 EUR
= Bareinkaufspreis	79,97 EUR	78,33 EUR	69,30 EUR
+ Beförderungskosten	5,00 EUR	0,00 EUR	20,00 EUR
+ Verpackungskosten	15,00 EUR	8,50 EUR	0,00 EUR
= Bezugspreis	**99,97 EUR**	**86,83 EUR**	**89,30 EUR**

Hersteller B ist der preisgünstigste Anbieter

(30) Bei gleichen Einzelpreisen verschiedener Lieferanten können Kriterien wie Lieferzeit, Mindestbestellmengen oder Kundendienst ausschlaggebend sein.

(31) a) Erfolgt eine Bestellung, der kein Angebot vorausgegangen ist, muss der Lieferant durch die Bestellungsannahme (Auftragsbestätigung) sein Einverständnis zur Ausführung des Auftrages abgeben.

b) Ist einer Bestellung jedoch ein Angebot vorausgegangen, dient die Bestellungsannahme der nochmaligen Bestätigung bzw. Kontrolle der bereits getroffenen Kaufvertragsvereinbarungen.

Aufgaben 22

(1) Drei Voraussetzungen müssen für den Eintritt des Lieferungsverzuges erfüllt sein:

- Die Lieferung muss fällig sein. Ist im Kaufvertrag keine bestimmte Lieferzeit vereinbart, kommt der Verkäufer erst mit der **Mahnung** des Käufers in Verzug. Bereits ohne Mahnung kommt der Verkäufer als Warenschuldner in Verzug, wenn die im Kaufvertrag festgelegte Lieferung kalendermäßig bestimmt ist oder ein Fixhandelskauf vorliegt.
- Den Verkäufer muss ein Verschulden treffen, d. h., der Verkäufer muss fahrlässig oder vorsätzlich gehandelt haben.
- Die Lieferung muss nachholbar sein.

(2)
- Die im Kaufvertrag festgelegte Lieferung ist kalendermäßig bestimmt.
- Es handelt sich um einen Fixhandelskauf.

(3) Da es sich um eine unbestimmte Lieferzeit handelt, muss der Käufer den Verkäufer mahnen, also eine angemessene Nachfrist setzen. Erst nach erfolglosem Ablauf der gesetzten Frist wäre der Besteller berechtigt, vom Vertrag zurückzutreten.

(4) a) Rücktritt vom Kaufvertrag
b) Schadensersatz statt der Leistung
c) Schadensersatz wegen Verzögerung der Leistung

(5) Während der Lieferungsverzug eine Pflichtverletzung seitens des Verkäufers (Warenschuldners) darstellt, handelt es sich beim Annahmeverzug um eine Pflichtverletzung durch den Käufer (Warengläubiger).

(6) Für die Zeit des Annahmeverzuges hat der Verkäufer nur noch grobe Fahrlässigkeit und Vorsatz, also nicht mehr jede Fahrlässigkeit zu vertreten. Damit trägt der Käufer das Risiko der Verschlechterung der zu liefernden Ware, wenn die sich während des Annahmeverzuges ereignenden Umstände dem Verkäufer nur als normale Fahrlässigkeit anzurechnen sind. Dasselbe gilt für den Untergang des Leistungsgegenstandes.

(7)

1. Klage auf Annahme der Ware:	Der Verkäufer, der weiterhin in der Lage bleiben muss, die Ware zu liefern, kann den Käufer auf Annahme der Ware verklagen und die Ware in der Zwischenzeit auf Kosten und Gefahr des Käufers hinterlegen. Beim Handelskauf ist jede Art von Waren hinterlegungsfähig, beim bürgerlichen Kauf nur Geld, Wertpapiere, Urkunden und andere Wertgegenstände.
2. Selbsthilfeverkauf:	Beim Handelskauf kann jede Ware zum Selbsthilfeverkauf gebracht werden, beim bürgerlichen Kauf nur solche Waren, die sich nicht zur Hinterlegung eignen. Der Selbsthilfeverkauf muss dem Käufer angedroht werden (Ausnahme: Notverkauf von leicht verderblicher Ware). Nimmt der Käufer trotz Androhung des Selbsthilfeverkaufs die Ware nicht an, kann sie öffentlich versteigert werden. Ort und Zeit der Versteigerung sind dem Käufer mitzuteilen, damit er selbst mitbieten kann. Den Mindererlös [Rechnungsbetrag > Versteigerungspreis] hat der Käufer zu ersetzen, ein eventueller Mehrerlös muss ihm ausgezahlt werden. Waren mit einem Börsen- oder Marktpreis müssen nicht öffentlich versteigert, sondern können freihändig verkauft werden.
3. Kostenerstattung:	Der Verkäufer kann vom Käufer den Ersatz seiner Mehrkosten verlangen, die ihm durch die Lagerung oder Pflege der Ware entstanden sind.

(8) Individuelle Schülerantwort.

(9) a) Sachmangel gemäß § 434 V BGB: Lieferung einer anderen Sache *(Falschlieferung).*
b) Sachmangel gemäß § 434 III BGB: Ware eignet sich nicht für die gewöhnliche Verwendung und weist nicht die Beschaffenheit auf, die bei Waren derselben Art üblich ist und die der Käufer erwarten kann (→ Ware **entspricht nicht den objektiven Anforderungen,** da sich die Qualität der Ware vom allgemeinen Standard unterscheidet).
c) Sachmangel gemäß § 434 II BGB: Ware eignet sich nicht für die im Kaufvertrag vereinbarten Verwendung (→ Ware **entspricht nicht den subjektiven Anforderungen,** da die Qualität der Ware ausschließlich durch vertragliche Vereinbarung festgelegt worden ist).
d) Kein Sachmangel, da diese Werbeaussage für jedermann als offensichtlich übertrieben erkennbar ist.
e) Rechtsmangel gemäß § 435 BGB, da dem Käufer verschwiegen wird, dass die Rechte Dritter (hier: Urheberrechte) verletzt werden.
f) Sachmangel gemäß § 434 III BGB: Der Neuwagen entspricht nicht der Werbung des Verkäufers bzw. des Herstellers, die bezüglich des Kraftstoffverbrauchs eine konkrete Eigenschaftsbeschreibung enthält, die das Fahrzeug jedoch nicht bestitzt (→ Pkw **entspricht nicht den objektiven Anforderungen,** die der Käufer aufgrund der öffentlichen Äußerungen als Eigenschaft erwarten kann).

g) Sachmangel gemäß § 434 III BGB: Ware eignet sich nicht für die gewöhnliche Verwendung und weist nicht die Beschaffenheit auf, die bei Waren derselben Art üblich ist und die der Käufer erwarten kann (→ Ware **entspricht nicht den objektiven Anforderungen,** da sich die Qualität der Ware vom allgemeinen Standard unterscheidet).

h) 1. Sachmangel gemäß § 434 IV BGB **(sogenannte „IKEA-Klausel"):** Der unsachgemäße Zusammenbau stellt einen Sachmangel dar, der auf einem Mangel in der Montageanleitung beruht.

   2. Kein Sachmangel, da die Montage trotz der fehlerhaften Montageanleitung dennoch gelungen ist.

i) Kein Sachmangel, da die Ware sowohl den subjektiven als auch den objektiven Anforderungen entspricht.

j) Sachmangel gemäß § 434 II BGB: Lieferung einer geringeren als die bestellte Menge (→ Ware **entspricht nicht den subjektiven Anforderungen,** da die Menge der Ware ausschließlich durch vertragliche Vereinbarung festgelegt worden ist).

(10) Bei der Verjährung von Mängelansprüchen sind **drei Rügefristen** zu beachten, damit ein Käufer die Gewährleistungsrechte, die sich aus der mangelhaften Lieferung einer Ware ergeben, geltend machen kann:

- **2 Jahre**
  - bei Verbrauchsgüterkäufen (die Verjährung von Mängelansprüchen tritt hier allerdings erst 4 Monate nach dem Auftreten des Mangels ein, sodass der Unternehmer innerhalb dieser 2-jährigen Gewährleistungsfrist bei spät auftretenden Mängeln bis zu 28 Monaten haftet);
  - bei zweiseitigen Handelskäufen, sofern ein nicht erkennbarer Mangel vorgelegen hat.
- **3 Jahre** bei Mängeln, die der Verkäufer arglistig verschwiegen hat;
- **5 Jahre** bei Bauwerken und bei Sachen, die für ein Bauwerk verwendet worden sind.

(11) Unter einem Verbrauchsgüterkauf versteht man alle Kaufverträge, bei denen ein **Verbraucher** entweder eine **Ware** *(§ 241 a Abs. 1 BGB)* bei einem **Unternehmer** erwirbt oder bei denen **neben dem Verkauf einer Ware die Erbringung einer Dienstleistung** durch den **Unternehmer** vereinbart wird *(§ 474 BGB).*

(12) Individuelle Schülerlösung zu den Gewährleistungsfristen des Verbrauchsgüterkaufes.

Die **Beweislastumkehr** beim Verbrauchsgüterkauf besteht darin, dass innerhalb von 12 Monaten nach dem Kauf der Verkäufer den Nachweis führen muss, dass die Ware zum Zeitpunkt der Übergabe mangelfrei gewesen ist.

(13) Die Nacherfüllung stellt ein Gewährleistungsrecht dar, das ein Käufer in Anspruch nehmen kann, dem mangelhafte Ware geliefert worden ist. Die Nacherfüllung seitens des Verkäufers besteht darin,

- **den Mangel** durch Reparatur oder Nachbesserung **zu beseitigen** oder
- **mangelfreie Ware zu liefern** (Ersatzlieferung).

Grundsätzlich kann der Käufer zwischen den beiden zuvor genannten Möglichkeiten frei wählen. Allerdings kann der Verkäufer dann auf einer der beiden Alternativen bestehen, falls die andere Möglichkeit für ihn mit unverhältnismäßig hohen Kosten verbunden ist.

Erst wenn die Nacherfüllung fehlgeschlagen ist, kann der Käufer zwischen den folgenden Rechten wählen:

- Rücktritt vom Kaufvertrag **oder** Minderung des Kaufpreises;
- Schadensersatz **oder** Ersatz vergeblicher Aufwendungen.

(14)

Gewährleistungsrechte des Käufers aus der Lieferung mangelhafter Ware	
(1) Nacherfüllung	Obligatorische erste Stufe, bei der der Kunde entweder zwischen der Mangelbeseitigung oder der Lieferung mangelfreier Ware frei wählen kann. (**Ausnahme**: Der Verkäufer besteht auf einer der beiden Möglichkeiten, weil die andere für ihn mit unverhältnismäßig hohen Kosten verbunden ist.) Gemäß § 440 BGB hat der Käufer **zwei Nachbesserungsversuche** zuzulassen.
(2) Rücktritt	Die Nacherfüllung ist fehlgeschlagen und die gewünschte Ware kann sofort anderweitig bzw. sogar günstiger erworben werden.
(3) Minderung	Die Nacherfüllung ist fehlgeschlagen, die Preisherabsetzung ist angemessen und der Mangel ist relativ unerheblich, sodass die Ware trotz des Mangels sinnvoll genutzt werden kann.
(4) Schadensersatz	Die Nacherfüllung ist fehlgeschlagen und durch die mangelhafte Ware ist dem Käufer ein erkennbarer Schaden entstanden.
(5) Ersatz vergeblicher Aufwendungen	Die Nacherfüllung ist fehlgeschlagen und dem Käufer sind im Vertrauen auf den Erhalt einer mangelfreien Leistung zusätzliche Aufwendungen entstanden, die er einfordern kann.

(15) a) ② (Der Käufer kann eine Ersatzlieferung verlangen.)

b) ③ (Der Käufer kann sofort vom Kaufvertrag zurücktreten [je nach Vertragspartnern: Fixgeschäft bzw. Fixhandelskauf!])

(16) Die Zahlung muss fällig sein: Bei einem **kalendermäßig bestimmten Zahlungstermin** kommt der Käufer sofort in Verzug, wenn er nicht bis zum festgelegten Zeitpunkt gezahlt hat. Ist **kein genauer Zahlungszeitpunkt festgelegt,** kommt der Käufer spätestens 30 Tage nach Fälligkeit und Zugang einer Rechnung oder einer gleichwertigen Zahlungsaufstellung (z.B. Mahnung) in Verzug. Für einen **Verbraucher** als Schuldner gilt dies jedoch nur, wenn der Verkäufer auf diese Folgen zuvor in der Rechnung oder Zahlungsaufstellung besonders hingewiesen hat.

(17) Da die Waren offensichtlich per Lieferschein ausgehändigt worden sind, ist zunächst entscheidend, ob die Zahlung fällig ist.

- Wurde **kein genauer Zahlungszeitpunkt** festgelegt, gerät der Käufer spätestens 30 Tage nach Fälligkeit und Zugang einer Rechnung (oder einer gleichwertigen Zahlungsaufstellung wie z.B. Mahnung) automatisch in Zahlungsverzug.
- Wurde jedoch **ein fester Zahlungszeitpunkt** vereinbart, ist das Sanitätshaus sofort in Verzug, wenn es nicht bis zum festgelegten Zeitpunkt gezahlt hat.

(18) Gemäß BGB betragen die **gesetzlichen Verzugszinsen** bei einem Kaufvertrag (Stand: Januar 2023)

- **zwischen Verbrauchern**: 5 %-Punkte (gemäß § 288 I BGB) plus 1,62 % (Basiszinssatz gemäß § 247 I BGB) = **6,62 %;**
- **zwischen Verbraucher und Unternehmer**: 5 %-Punkte (gemäß § 288 I BGB) plus 1,62 % (Basiszinssatz gemäß § 247 I BGB) = **6,62 %;**
- **zwischen Unternehmern**: 9 %-Punkte (gemäß § 288 II BGB) plus 1,62 % (Basiszinssatz gemäß § 247 I BGB) = **10,62 %.**

(19) Ein höherer Zins als der aktuelle Mahnzins (bei Kaufverträgen, an denen ein Verbraucher beteiligt ist: generell 5%-Punkte plus aktueller Basiszinssatz bzw. bei Kaufverträgen zwischen Unternehmern: generell 9%-Punkte plus aktueller Basiszinssatz) kann nur dann gefordert werden, wenn sich infolge der ausstehenden Forderung die Notwendigkeit ergibt, selbst einen Kredit aufzunehmen. Allerdings sind diese Mehraufwendungen nachweispflichtig.

(20) a) (Zahlungsverzug)

b) (Annahmeverzug)

c) (Lieferungsverzug)

d) (Lieferung mangelhafter Ware)

e) (Lieferung mangelhafter Ware)

f) (Lieferungsverzug, Zahlungsverzug oder Lieferung mangelhafter Ware)

g) (Annahmeverzug)

Aufgaben 23

(1) Indem Einzahlungen (Umsatzerlöse für die abgesetzten Waren bzw. geleisteten Dienste) die Bar- und Buchgeldbestände des Unternehmens erhöhen, wird durch die Leistungsverwertungsprozesse auf den Absatzmärkten Kapital freigesetzt. Erfüllt nun ein Schuldner seine Zahlungsverpflichtung aus dem Kaufvertrag nicht oder nicht pünktlich, können sich aufseiten des Verkäufers empfindliche Liquiditätsschwierigkeiten – die im Extremfall die eigene Zahlungs- und Ertragsfähigkeit bedrohen und den Fortbestand gefährden können – einstellen, da das Unternehmen nun seinerseits nicht in der Lage ist, seine Zahlungsverpflichtungen uneingeschränkt zu erfüllen.

Liquiditätsschwierigkeiten können nicht nur die Skontoausnutzung erschweren, sondern auch die Aufnahme teurer Kredite erforderlich machen. Darüber hinaus verhindert die Überwachung und ggf. Mahnung ausstehender Forderungen die Verlustgefahr, indem Forderungen nicht verjähren.

(2)

außergerichtliches Mahnverfahren:	Der Gläubiger mahnt den säumigen Schuldner in abgestufter Mahnfolge mehrfach selbst an.
gerichtliches Mahnverfahren:	Der Gläubiger eröffnet vor dem dafür sachlich zuständigen Amtsgericht das Mahnverfahren. Das gerichtliche Mahnverfahren eröffnet dem Gläubiger die Möglichkeit, seine Geldforderungen schnell und kostensparend einzutreiben, ohne dass es einer langwierigen Prozessführung bedarf.

(3) Eine abgestufte Mahnfolge innerhalb des außergerichtlichen Mahnverfahrens ist sinnvoll, um die jeweiligen Geschäftsbeziehungen zum säumigen Schuldner insgesamt würdigen zu können. Außerdem ist es z. B. möglich, dass ein sonst guter Kunde eine Zahlungsverpflichtung lediglich übersehen oder vergessen hat.

(4) Nein, ein gerichtliches Mahnverfahren kann unabhängig von der Durchführung des außergerichtlichen (kaufmännischen) Mahnverfahrens eingeleitet werden.

(5) Durch das gerichtliche Mahnverfahren können Geldforderungen schnell und kostensparend eingetrieben werden. (Ist der Gläubiger allerdings der Ansicht, dass der Schuldner der Forderung im gerichtlichen Mahnverfahren widersprechen wird, ist es zweckmäßig, sofort Klage auf Zahlung zu erheben.)

(6)
- Es muss sich um eine Geldschuld handeln, die eingefordert wird.
- Der Aufenthaltsort des Schuldners, also dessen Wohn- bzw. Geschäftssitz, muss bekannt sein, damit der Mahnbescheid dem Antragsgegner von Amts wegen auch tatsächlich zugestellt werden kann.
- Der geltend gemachte Anspruch darf nicht von einer noch nicht erbrachten Gegenleistung abhängig sein.

(7) Das Gericht wird vor allem wohl deshalb nicht die Rechtmäßigkeit einer Forderung überprüfen, um das Mahnverfahren schnell und kostengünstig abwickeln zu können.

(8) Je nach Wohn- bzw. Geschäftssitz des Ausbildungsbetriebes individuelle Schülerlösung.

(9) a) Unternimmt der Schuldner innerhalb von zwei Wochen nichts, kann der Gläubiger binnen sechs Monaten Antrag auf Vollstreckungsbescheid stellen.

b) Erhebt der Schuldner Widerspruch gegen den Mahnbescheid, wird das gerichtliche Mahnverfahren in ein normales Zivilgerichtsverfahren übergeleitet, das dann vor dem dafür jeweils sachlich zuständigen Gericht durchgeführt wird.

(10) a) Es kommt zur Zwangsvollstreckung in das Vermögen des Schuldners. Die hierdurch erzielten Geldbeträge dienen zum Ausgleich der Schulden an den Gläubiger.

b) Erhebt der Schuldner Einspruch gegen den Vollstreckungsbescheid, wird das gerichtliche Mahnverfahren in ein normales Zivilgerichtsverfahren übergeleitet, das dann vor dem dafür jeweils sachlich zuständigen Gericht durchgeführt wird.

(11) Körperliche Sachen, also Geld, Wertpapiere, Kostbarkeiten, werden dadurch gepfändet, indem sie der Gerichtsvollzieher in Besitz nimmt oder sie im Gewahrsam des Schuldners belässt und ein Pfandsiegel anbringt. Nach der Pfändung werden die Gegenstände öffentlich versteigert. Die so erzielten Geldbeträge dienen zum Ausgleich der Schulden an den Gläubiger.

(12) Nicht pfändbar sind folgende Gegenstände: Vorrat an Farben und Bücher über Speziallackierungen *(zur Berufsausübung notwendig)* sowie die Waschmaschine *(für den Lebensunterhalt notwendig).*

(13) Individuelle Schülerantwort.

(14)

Verjährungsfristen	Ansprüche	Beginn der Verjährungsfrist
2 Jahre	Gewährleistungsansprüche aus der Lieferung mangelhafter Ware bei Verbrauchsgüterkäufen	mit dem **Entstehen des Anspruchs**
3 Jahre (Regelverjährungsfrist)	• Gewährleistungsansprüche wegen arglistig verschwiegener Mängel • Ansprüche aus Arzthaftung	mit **Ablauf des Jahres,** in dem der Anspruch entstanden ist

(15) Mit dieser Abschlagszahlung des Schuldners beginnt die Verjährung von Neuem, d. h., die bereits verstrichene Zeit wird hinfällig und die volle Verjährungsfrist setzt neu ein.

(16)

Neubeginn der Verjährung:	1. Schuldner erkennt den Anspruch des Gläubigers (z. B. durch Abschlags- oder Zinszahlungen) an. 2. Schuldner bittet um Stundung der Schuld. 3. Es wird eine gerichtliche oder behördliche Vollstreckungshandlung vorgenommen oder beantragt.
Hemmung der Verjährung:	1. für den Zeitraum von Verhandlungen zwischen Schuldner und Gläubiger, ob ein Anspruch gerechtfertigt ist. 2. Erhebung der Klage auf Leistung oder auf Feststellung eines Anspruchs. 3. Zustellung eines Mahnbescheids. 4. Beginn eines Schiedsverfahrens. 5. Anmeldung von Ansprüchen im Insolvenzverfahren.

(17) a) Regelverjährungsfrist von 3 Jahren

b1) 31. 12. 04 (→ 3-jährige Regelverjährungsfrist beginnt mit Ablauf des Jahres, in dem der Anspruch entstanden ist)

b2) 04. 03. 05 (→ Neubeginn der Verjährung, da mit der Bitte um Stundung der Schuld die volle 3-jährige Regelverjährungsfrist von Neuem beginnt)

(18) 31. 12. 07 (→ 3-jährige Regelverjährungsfrist, die mit Ablauf des Jahres beginnt, in dem der Anspruch entstanden ist)

Aufgaben 24

(1)

Funktionen des Geldes	
1. Tauschmittel	Geld ermöglicht bzw. erleichtert den Güteraustausch.
2. gesetzliches Zahlungsmittel	Jeder Gläubiger ist verpflichtet, Geld zur Schuldentilgung anzunehmen.
3. Wertmesser und Recheneinheit	Durch Geld werden verschiedenartige Güter vergleichbar und addierbar.
4. Wertaufbewahrungsmittel	Geld ermöglicht zeitlich auseinanderfallende Kauf- und Verkaufshandlungen.
5. Kreditmittel	Geld kann gegen entsprechende Verzinsung über das Bankensystem für Kredite zur Verfügung gestellt werden.

(2)

Funktionen des Geldes	Schecks	Banknoten	Edelmetallstücke
1. Tauschmittel	ja*	ja	ggf.
2. gesetzliches Zahlungsmittel	ja*	ja	nein
3. Wertmesser und Recheneinheit	ja	ja	nein
4. Wertaufbewahrungsmittel	ja*	problematisch bei Inflation	ja
5. Kreditmittel	nein**	ja	nein

* Sofern das entsprechende Konto ein ausreichendes Guthaben aufweist bzw. der eingeräumte Überziehungskredit nicht überschritten wird.

** Der Scheck ist vor allem Mittel des bargeldlosen Zahlungsverkehrs.

(3) Bei Buch- oder Giralgeld handelt es sich um ein Sichtguthaben, das durch Einzahlung auf ein Konto oder durch das Einräumen eines Kredites entsteht. Der Inhaber des Kontos kann jederzeit über dieses Guthaben verfügen, indem er sich entweder Bargeld auszahlen lassen kann oder indem er bargeldlos seine Zahlungsverpflichtungen gegenüber Gläubigern erfüllt.

(4)

Geldersatzmittel		
Schecks	**Kreditkarten**	**kurzfristige Forderungen**
Anweisung des Kontoinhabers an seine Bank, gegen Vorlage des Schecks einen bestimmten Geldbetrag zulasten seines Kontos ● auszuzahlen (Barscheck) oder ● einem anderen Konto gutzuschreiben (Verrechnungsscheck).	Bestimmte Anbieter (Kreditkartenorganisationen wie z. B. American Express oder größere Einzelhandelsunternehmen) räumen ihren Kunden in Zusammenarbeit mit Geldinstituten Kreditspielräume ein. Bis zu einer vorab festgelegten Höchstgrenze können dann Rechnungen durch das Vorlegen einer Kreditkarte beglichen werden.	Zu den Forderungen, die kurzfristig in Geld umgewandelt werden können, zählen insbesondere: ● Sparguthaben, über die unter Einhaltung der vereinbarten Kündigungsfrist frei verfügt werden kann; ● Termingelder, bei denen ein bestimmter Geldbetrag auf z. B. 30 Tage festgelegt worden ist.

(5) Eine Quittung sollte folgende Angaben enthalten:

1. Betrag;
2. Name des Zahlers;
3. Grund der Zahlung;
4. Empfangsbestätigung;
5. Ort und Tag der Ausstellung;
6. Firmenstempel mit Unterschrift des Ausstellers.

Wird eine Warenlieferung z. B. durch einen Boten zugestellt, genügt auch ein Vermerk auf der Rechnung. Im Handel gelten die ausgegebenen Kassenzettel oder -bons als Quittung.

(6) Voraussetzung für die Teilnahme am

- **halbbaren Zahlungsverkehr**: Einer der Beteiligten, also entweder der Zahlungspflichtige oder der Zahlungsempfänger, hat ein Girokonto eröffnet, über das der Zahlungsvorgang halbbar abgewickelt wird.
- **bargeldlosen Zahlungsverkehr**: Zahlungspflichtiger und Zahlungsempfänger verfügen je über ein Girokonto, über das der Zahlungsvorgang bargeldlos abgewickelt wird.

(7) Je nach Ausbildungsbetrieb: individuelle Schülerlösung.

(8) Zur Begleichung von Verbindlichkeiten im Zahlungsverkehr werden Barschecks nur selten verwandt, da selbst auf einen Barscheck nur dann Bargeld ausgezahlt wird, wenn der Einreicher den Scheck beim kontoführenden Institut vorlegt. Die Einreichung eines Barschecks bei nicht kontoführenden Banken und Sparkassen bewirkt, dass der Scheck wie ein Verrechnungsscheck behandelt wird, sodass der entsprechende Betrag dem Konto des Einreichers gutgeschrieben wird. Darüber hinaus ist zu bedenken, dass der Einsatz von Barschecks mit einem entsprechend hohen Risiko (Verlust, Fälschung, Missbrauch) verbunden ist.

(9) Bei Verlust eines Barschecks sollte der Aussteller den Scheck sofort beim kontoführenden Institut sperren lassen. Aus Sicherheitsgründen sollten Barschecks über größere Beträge nach Entgegennahme sofort in Verrechnungsschecks umgewandelt werden (durch Vermerk: „Nur zur Verrechnung").

(10) Während bei der halbbaren Zahlung je nach Zahlungsart entweder aus Bargeld Buchgeld oder Buchgeld zu Bargeld wird, erfolgt die bargeldlose Zahlung stets nur buchtechnisch, sodass die Abwicklung des Vorganges durch veränderte Kontostände der Beteiligten erkennbar wird.

(11) Die Teilnahme am bargeldlosen Zahlungsverkehr erhöht vor allem die Sicherheit und die Bequemlichkeit von Zahlungsvorgängen. Darüber hinaus ist die bargeldlose Zahlung schnell und kostengünstig.

(12)

Überweisungen durch SEPA-Dauerauftrag	SEPA-Lastschriftverfahren
bei Zahlungsverpflichtungen, die immer in gleicher Höhe zu ständig wiederkehrenden Terminen an denselben Zahlungsempfänger fällig und vom Zahlungspflichtigen veranlasst werden	bei Zahlungsverpflichtungen, die in unterschiedlicher Höhe oft auch zu unregelmäßigen Terminen fällig werden und im Auftrag des Zahlungsempfängers erfolgen

(13) Bei den gesetzlichen Scheckbestandteilen handelt es sich um die vom Gesetzgeber zwingend vorgeschriebenen Bestandteile, die diese Urkunde aufweisen muss, mit der der Aussteller die bezogene Bank oder Sparkasse anweist, eine bestimmte Geldsumme zu zahlen. Demgegenüber dienen die kaufmännischen Bestandteile ausschließlich der bankinternen Verarbeitung bzw. banktechnischen Abwicklung des Zahlungsvorganges.

(14) Bei Abweichungen gilt der in Buchstaben angegebene EUR-Betrag, der dem Konto des Verkäufers gutgeschrieben wird.

(15) Durch den auf der Vorderseite des Schecks angebrachten Vermerk „Nur zur Verrechnung" (handschriftlich, aufgestempelt oder aufgedruckt) wird ein Barscheck zum Verrechnungsscheck.

(16) a) SEPA-Sammelüberweisung (Einsparung von Buchungsgebühren)
b) je nach Vertragsgestaltung: Überweisung durch SEPA-Lastschrift oder SEPA-Dauerauftrag (gleichbleibende Leasingraten, die zu festen Terminen fällig sind)
c) Überweisung durch SEPA-Lastschrift (gleichbleibende Prämie, die zu festen Terminen fällig ist)
d) SEPA-Sammelüberweisung oder SEPA-Lastschrift (Schwankungen der Beträge möglich z. B. durch Überstunden, Weihnachts- oder Urlaubsgeld)
e) Zahlung durch SEPA-Lastschrift (Beträge sind unterschiedlich)
f) Zahlung durch SEPA-Lastschrift (Beträge sind unterschiedlich)
g) SEPA-Überweisung bzw. SEPA-Sammelüberweisung (einmalige Erstattung der angefallenen Reisekosten – Abwicklung auch über monatliche Entgeltabrechnung möglich)
h) SEPA-Überweisung oder SEPA-Lastschrift
i) SEPA-Dauerauftrag

(17) Der zur Verrechnung ausgestellte „Postbank Scheck" stellt ein bargeldloses Zahlungsmittel dar, während die „Zahlungsanweisung zur Verrechnung der Deutschen Postbank AG" für Zahlungen an solche Empfänger bestimmt ist, deren Kontoverbindung unbekannt ist.

Lässt der Empfänger den Betrag seinem Konto gutschreiben, handelt es sich hier ebenfalls um einen Vorgang der bargeldlosen Zahlung. Halbbare Zahlung (aus Buchgeld wird Bargeld) liegt immer dann vor, wenn sich der Empfänger den Betrag am Schalter der Postfiliale bar auszahlen lässt.

(18) Sonderformen der bargeldlosen Zahlung:

- **BankKarten,** die auch als **Girocard** bezeichnet werden, berechtigen vor allem zum bargeldlosen Einkauf (POS-Banking).
- **Kundenkreditkarten** berechtigen zum Kreditkauf im jeweiligen Einzelhandelsbetrieb, wobei die Abrechnung mit dem Karteninhaber zu einem späteren Zeitpunkt (z. B. monatlich) erfolgt.
- **Internationale Kreditkarten** berechtigen zum Kreditkauf bei allen Vertragsunternehmen, wobei die Abrechnung mit dem Karteninhaber zu einem späteren Zeitpunkt (z. B. monatlich) erfolgt.
- **POS-Banking;** elektronische Abwicklung des Zahlungsvorganges unmittelbar am Ort des Verkaufes, wobei der Rechnungsbetrag automatisch vom Bankkonto des Kunden auf das Händlerkonto umgebucht wird.

(19) a) Barzahlung
b) halbbare Zahlung (aus Buchgeld wird Bargeld)
c) bargeldlose Zahlung
d) halbbare Zahlung (aus Bargeld wird Buchgeld)
e) bargeldlose Zahlung
f) halbbare Zahlung (aus Bargeld wird Buchgeld)
g) bargeldlose Zahlung
h) bargeldlose Zahlung
i) bargeldlose Zahlung

Aufgaben 25

(1) Die Beschaffung benötigter Artikel ist zeitlich und mengenmäßig nicht so durchführbar, dass der Weiterverkauf der Waren augenblicklich nach Anlieferung erfolgen kann. Daher übernimmt das Lager die **Ausgleichsfunktion** zwischen Beschaffung und Absatz. Nur so ist es möglich, Waren kurz-, mittel- oder langfristig aufbewahren zu können, um stets verkaufsbereit zu sein.

(2) Im **Verkaufslager** steht das gesamte Warensortiment verkaufsbereit zur Verfügung, eine zusätzliche Lagerhaltung entfällt.

Im **Reserve- oder Ersatzlager** werden Waren, die im Verkaufsraum noch in ausreichender Menge ausliegen, oder solche, die erst zum Verkauf vorbereitet werden müssen (auspacken, prüfen, auszeichnen), bereitgehalten.

(3) Die Größe eines Lagers hängt insbesondere davon ab, welche Warenart verkauft werden soll, wie viele Artikel durchschnittlich (etwa pro Tag) umgesetzt werden und welche Zeit erforderlich ist, um Waren neu zu beschaffen (Lieferzeit).

(4) Beim Wareneingang sind zunächst die Adresse und die Anzahl der gelieferten Versandstücke zu kontrollieren und mit den Begleitpapieren zu vergleichen. Dann ist die Mangelfreiheit der Ware zu überprüfen. Nur wenn die Ware einwandfrei, also ohne Sach- und Rechtsmängel ist, kann sie in das Lager übernommen werden.

(5) Der Lagerbestand stellt für ein Handelsunternehmen einen erheblichen Wert dar. Um hier keine unnötigen Kosten durch mangelhafte Waren hinnehmen zu müssen, ist es wesentlich, die entsprechenden Rügefristen einzuhalten. Unstimmigkeiten in der gelieferten Stückzahl oder beschädigte Transportverpackungen sind in den Begleitpapieren zu vermerken. Da der Warenbezug eines Handelsunternehmens einen zweiseitigen Handelskauf darstellt, ist der Käufer gemäß HGB dazu verpflichtet, die Ware **unverzüglich** auf Mangelfreiheit zu überprüfen. Über die im Rahmen der Wareneingangsprüfung festgestellten Mängel ist der Lieferant umgehend schriftlich zu unterrichten (Mängelrüge).

(6) Abweichungen von den in der Lagerkontrollkarte aufgenommenen Zahlenangaben über den Warenbestand können resultieren aus Schwund, Diebstahl, Verderb, fehlerhaften Eintragungen in der Lagerkartei oder unkorrekten Inventuraufnahmen.

(7) Die **Inventur** ist eine mengen- und wertmäßige Bestandsaufnahme, die in jedem Geschäftsjahr durchzuführen ist. Im **Inventar** werden die durch die Inventur festgestellten Vermögensteile und Schulden ausgewiesen (besonderes Bestandsverzeichnis).

(8) a) Meldebestand: 55 Stück

b) Bestellmenge: 95 Stück

(9) a) durchschnittlicher Lagerbestand bei Monatsinventur: 19 230,77 EUR

b) durchschnittlicher Lagerbestand bei Jahresinventur: 22 000 EUR

c) Lagerumschlagshäufigkeit: 45,76 (bei Monatsinventur) bzw. 40 (bei Jahresinventur)

d) durchschnittliche Lagerdauer: 7,87 bzw. 9 Tage

Bei einem Wareneinsatz von 440 000 EUR halbiert sich die Lagerumschlagshäufigkeit. Die durchschnittliche Lagerdauer verdoppelt sich, die Zinskosten der Lagerhaltung verdoppeln sich ebenfalls.

(10) a) 7 025 EUR

b) 9

c) 40 Tage

(11) a) 47 Stück

b) (AB + 12 Monatsendbestände) : 13 ↔ (22 + 629) : 13 = 50,08 Stück

c) 941 Stück

d) (941 : 50,08) = 18,79

e) (360 : 18,79) = 19,16 Tage

(12) In den Lagerhaltungskosten müssen z. B. berücksichtigt werden:

- Einrichtung und Betrieb des Lagers;
- Lagerverwaltungskosten;
- Risikokosten;
- Zinskosten.

(13) 335 EUR

(14) Der Zielkonflikt der Lagerhaltung liegt darin, dass bei möglichst niedrigen Lagerkosten die Verkaufs- bzw. Lieferbereitschaft trotzdem stets gewährleistet sein muss.

Lernfeld: Personalwirtschaft

Aufgaben 26

(1) Die nominale Bewertung erfolgt auf der Basis der **jeweiligen Preise,** die im entsprechenden Jahr vorgeherrscht haben. Demgegenüber werden bei der realen Bewertung die Messzahlen zu den **Preisen eines bestimmten Basisjahres** – seit Februar 2023: 2020 – ermittelt. Inflationsbedingte Preissteigerungen bleiben damit ausgeschaltet.

(2) Unter Bruttowertschöpfung versteht man die von den sechs Wirtschaftsbereichen erzeugten Gütermengen, die mit den jeweiligen Herstellungspreisen gewichtet worden sind. Um jedoch eine doppelte Erfassung zu vermeiden, müssen vom Produktionsergebnis alle Vorleistungen aus anderen Wirtschaftsbereichen subtrahiert werden, die zur Leistungserstellung eingesetzt worden sind.

(3) Individueller Schülervortrag.

(4) a) **Bruttoinlandsprodukt** (gibt an, wie viel Einkommen In- und Ausländer im Inland erzielt haben): 1000 GE + 300 GE = 1300 GE.

b) **Bruttonationaleinkommen** (gibt an, wie viel Einkommen die Inländer weltweit erzielt haben): 1000 GE + 200 GE = 1200 GE.

(5) Das Volkseinkommen, das der Verteilungsrechnung des Bruttoinlandsproduktes entstammt, wird gebildet durch das Arbeitnehmerentgelt (Nichtunternehmereinkommen) und das Unternehmens- und Vermögenseinkommen. Damit gibt diese Messzahl an, welche Einkommen durch die Produktions-„Faktoren"

- Arbeit (→ Lohn);
- Unternehmerleistung (→ Gewinn) und
- Kapital (→ Zins)

in einem Jahr erzielt worden sind.

Anzumerken ist jedoch, dass die Gewinnquote die Verteilung des Volkseinkommens insofern verzerrt, da Teile des Vermögenseinkommens, also Zinsen, Dividenden, Mieten und Pachten, tatsächlich auch den Arbeitnehmerhaushalten zufließen.

(6) a) 72 %

b) 28 %

(7)
- **Lohnquote** = prozentualer Anteil des Arbeitnehmerentgelts am Volkseinkommen
- **Gewinnquote** = prozentualer Anteil des Unternehmens- und Vermögenseinkommens am Volkseinkommen
- **Sparquote** = private Ersparnis der Haushalte in Prozent des verfügbaren Einkommens

Aufgaben 27

(1) **Konjunkturschwankungen** sind die unregelmäßigen Veränderungen des Bruttoinlandsproduktes (Berg- und Talfahrten).

Diese Abweichungen lassen sich als Wellenlinien verdeutlichen. Eine Welle mit Wellental und -berg nennt man **Konjunkturzyklus**.

Der **Wachstumspfad** verdeutlicht den langfristigen Trend in den Veränderungen des Bruttoinlandproduktes.

(2)

	Phasen im Konjunkturzyklus			
Indikator	**Aufschwung**	**Hochkonjunktur**	**Abschwung**	**Krise**
Investitionen	starke Zunahme	Zunahme	Abnahme	starke Abnahme
Zinsniveau	Zunahme	starke Zunahme	Abnahme	starke Abnahme
Arbeitslosigkeit	Abnahme	starke Abnahme	Zunahme	starke Zunahme
Preisniveau	gleichbleibend	starke Zunahme	Zunahme	Abnahme
Wirtschaftswachstum	Zunahme	starke Zunahme	Abnahme	starke Abnahme

(3) a) richtig
b) falsch
c) falsch
d) richtig
e) richtig
f) falsch

(4) a) ④ (Krise)
b) ② (Hochkonjunktur)
c) ④ (Krise)
d) ② (Hochkonjunktur)
e) ① (Aufschwung)
f) ③ (Abschwung)
g) ③ (Abschwung)
h) ② (Hochkonjunktur)
i) ① (Aufschwung)
j) ② (Hochkonjunktur)
k) ③ (Abschwung)
l) ① (Aufschwung)
m) ③ (Abschwung)
n) ③ (Abschwung)

(5) Individuelle Schülerantwort.

Aufgaben 28

(1) Vorrangige Aufgabe der betrieblichen Personalpolitik ist es, die für die verschiedensten Aufgabenstellungen benötigten Mitarbeiter auszuwählen und einzustellen sowie mittel- und langfristig dafür Sorge zu tragen, dass die Personalstruktur den Unternehmenszielen angepasst bleibt.

(2) In diesem Fall kann sich das Unternehmen von Mitarbeitern trennen (Vorruhestand, Kündigungen, einvernehmliche Auflösung des Arbeitsvertrages) oder aber versuchen, den Personalbestand durch altersbedingte Abgänge (Erreichen des regulären Rentenalters) und den Verzicht auf Neueinstellungen auszugleichen.

(3) Der **Personalbestandsplan** zeigt für einen bestimmten Stichtag an, wie viele Mitarbeiter für das Unternehmen tätig sind. Der **Personalbedarfsplan** will den voraussichtlichen zukünftigen Personalbedarf sowohl mengenmäßig als auch von den wahrscheinlich benötigten Qualifikationen festlegen.

(4) Zur externen Personalbeschaffung kann sich das Unternehmen zunächst an das örtliche Jobcenter (Agentur für Arbeit) wenden oder aber einen privaten Arbeitsvermittler einschalten. Häufig wird eine Stellenanzeige in einer regionalen/überregionalen Zeitung, in einer Fachzeitschrift (mit Branchenbezug) oder im Internet geschaltet. Nur bei kurzfristig auftretenden personellen Engpässen wird auch auf das Angebot von Personalleasing-Unternehmen zurückgegriffen. Diese Mitarbeiter sind rechtlich beim Leasinggeber angestellt und nur für bestimmte Zeit gegen Zahlung eines Entgeltes für den Leasingnehmer (das Unternehmen) tätig.

(5) a)

Vorteile der *internen* Personalbeschaffung	**Nachteile der *internen* Personalbeschaffung**
insbesondere: ● Personalauswahlverfahren verursacht geringere Kosten ● schnellere Besetzung der vakanten Stelle möglich ● Mitarbeiter/in ist mit der Aufbau- und Ablauforganisation bereits vertraut, sodass sich eine kürzere Einarbeitungszeit ergibt ● steigt die Motivation, indem Aufstiegs- und Karrierechancen eröffnet werden ● geringeres Stellenbesetzungsrisiko, da der/die Bewerber/in zuverlässig beurteilt werden kann ● bindet die Beschäftigten stärker an das Unternehmen	insbesondere: ● in der Regel geringere Anzahl von (qualifizierten) Bewerbern/Bewerberinnen ● Stellenbesetzung führt automatisch zu einer Vakanz in einem anderen Bereich des Unternehmens ● „Betriebsblindheit" des Bewerbers/der Bewerberin ● Stellenbesetzung kann zu Missgunst führen, die das Betriebsklima beeinträchtigen kann

b)

Vorteile der *externen* Personalbeschaffung	**Nachteile der *externen* Personalbeschaffung**
insbesondere: ● gezieltere Suche im größeren (qualifizierteren) Bewerberkreis möglich ● externe Mitarbeiter bringen neue Erfahrungen, Kenntnisse und Perspektiven mit	insbesondere: ● Personalauswahlverfahren ist zeitintensiv und mit hohen Kosten verbunden ● Möglichkeit einer Fehlbesetzung ● höherer Einarbeitungsaufwand und längere Einarbeitungszeit ● qualifiziertes Fachpersonal verursacht höhere Personalkosten, wenn außertarifliche Entlohnung vereinbart wird ● Stellenbesetzung kann zu Missgunst führen, die das Betriebsklima beeinträchtigen kann ● qualifiziertes Personal steht in der Regel nicht sofort zur Verfügung, wenn Kündigungsfristen eingehalten werden müssen

(6) Individuell gestaltete Stellenanzeige (möglichst unter Nutzung einer Standardsoftware wie z. B. eines Textverarbeitungsprogrammes).

Dabei ist in inhaltlicher und formaler Hinsicht der folgende Erwartungshorizont maximal denkbar:

- ➡ eindeutige und angemessene sprachliche Gestaltung
- ➡ klare und übersichtliche Anzeigenstruktur

inhaltliche Gestaltung der Stellenanzeige	
1. Informationen zum eigenen Unternehmen	Vorstellung des eigenen Unternehmens wie: ● Name (ggf. mit Logo) ● Größe/Mitarbeiterzahl ● Branche ● Standort
2. Kennzeichnung der zu besetzenden Stelle	● Stellenbezeichnung (m/w/d) ● Hinweis auf Zeitumfang: Teil- oder Vollzeit, ggf. Befristung ● Termin der Stellenbesetzung ● Aufgaben**kurz**beschreibung ● Verantwortungsumfang/Kompetenzen ● Entwicklungsmöglichkeiten/-chancen
3. erforderliche Qualifikationen (Anforderungen)	● Vor- bzw. Schulbildung ● abgeschlossene Berufsausbildung ● besondere Fähigkeiten und Kenntnisse (wie z. B. PC-/Netzwerkkenntnisse, Kenntnisse über die Lohn- und Gehaltsabrechnung)
4. Informationen zu den Arbeitsbedingungen	● Arbeitszeit (ggf. auch Wochenendarbeit) ● Lohn- bzw. Gehaltsniveau ● freiwillige Sozialleistungen des Arbeitgebers
5. erwartete Bewerbungsunterlagen	● übliche Unterlagen wie insbesondere: (1) Bewerbungsschreiben (2) Lebenslauf (3) Zeugnis (4) Nachweis über eine abgeschlossene Berufsausbildung (z. B. IHK-Kaufmannsgehilfenbrief) (5) Berufsschulabschluss (6) ggf. Referenzen
6. Hinweis auf die zuständige Kontaktperson in der Personalabteilung bzw. auf den zuständigen Ansprechpartner für mögliche Rückfragen	● vollständige Adresse des Krankenhauses unter Angabe der zuständigen Kontaktperson – ggf. unter Angabe der Telefonnummer für kurzfristige Rückfragen ● Setzen einer Bewerbungsfrist

formale Gestaltung
insbesondere ✔ Rahmen/ggf. farbliche Abgrenzung gegenüber anderen Anzeigen ✔ Hervorhebung der Stellenbezeichnung (z. B. durch – Schriftgröße – GROSSBUCHSTABEN, – Zentrieren, – **Fettdruck,** – Blocksatz etc.) ✔ Hervorhebung der Adressenangabe bzw. des Logos

(7) Beim **Personalleasing** handelt es sich nicht um eine „normale Neueinstellung“ für das Unternehmen. Alle Arbeitgeberpflichten verbleiben (einschließlich der Lohnzahlung) beim Leasinggeber. Das Unternehmen als Leasingnehmer zahlt an den Leasinggeber für die Tätigkeit der überlassenen Arbeitskraft ein vorab vereinbartes Entgelt. Dieser Mitarbeiter ist also **nicht** beim nachfragenden Unternehmen fest angestellt, sondern nur auf Zeit dorthin abgeordnet.

(8)
- Eingang der Bewerbungsunterlagen auf eine externe Stellenausschreibung.
- Analyse der Bewerbungsunterlagen dahingehend, welche Bewerber den für die ausgeschriebene Stelle vorab festgelegten qualitativen Anforderungen am ehesten entsprechen.
- Die in die engere Auswahl einbezogenen Bewerber werden zu einem Vorstellungsgespräch in das Unternehmen oder zum beauftragten externen Personalberater geladen.
- Dieses persönliche Gespräch kann durch Eignungstests ergänzt werden.
- Der oder die Bewerber, die für die Tätigkeit infrage kommen, müssen eine ärztliche Untersuchung vornehmen lassen, die auch ihre körperliche Eignung dokumentiert.
- In Abstimmung mit dem Betriebsrat wird der für die ausgeschriebene Arbeitstätigkeit geeignetste Kandidat eingestellt.

(9) Beurteilungskriterien zur Einschätzung von Mitarbeitern und ihrer Leistung beinhalten grundsätzlich die Gefahr, zumindest subjektiv oder gar fehlerhaft zu sein. Am ehesten sind noch Beurteilungen klar und nachvollziehbar, die messbare Leistungen feststellen (Fachkenntnisse, Arbeitssorgfalt, Fehlerhäufigkeit, Pünktlichkeit, Arbeitstempo u. a.). Wesentlich problematischer ist es schon, Kooperationsfähigkeit, Motivationsfähigkeit, Aufgeschlossenheit oder Umgangsformen zu bewerten. Wesentlich ist es daher, dass zumindest ein einheitlicher und möglichst objektiver Kriterienkatalog zur Mitarbeiterbeurteilung verwandt wird, um zumindest den Einfluss weitgehend auszuschalten, dass auch noch verschiedene Beurteiler selbst bei einer zu beurteilenden Person zu unterschiedlichen Ergebnissen kommen.

(10) Beurteilungen können bestimmte Mitarbeiter bewusst bevorzugen (obwohl ihre Leistungen nicht besser sind als die anderer), andere bewusst benachteiligen (persönliche Vorbehalte). Die Beurteilung kann auch wissentlich zu positiv sein, um unbequeme Mitarbeiter „wegzuloben“ oder wissentlich negativ ausfallen, da der Beurteiler seine eigene Position nicht gefährden will (er ist selbst weniger leistungsfähig und qualifiziert). Zudem kann die „Stimmungslage“ des Beurteilers Einfluss auf das Ergebnis haben oder Vorurteile (wer häufiger zu spät kommt, kann nicht leistungsbereit, qualifiziert und belastbar sein) beeinflussen die Beurteilung.

Aufgaben 29

(1) Tarifverträge regeln die zwischen den Sozialpartnern (Gewerkschaften und Arbeitgeber bzw. Arbeitgeberverband) getroffenen Vereinbarungen.

Inhaltlich lassen sich Tarifverträge unterscheiden in:

- **Vergütungstarifverträge,** die die Höhe der Löhne, Gehälter und Ausbildungsvergütungen für eine befristete Dauer regeln.
- **Mantel- oder Rahmentarifverträge,** in denen allgemeine Arbeitsbedingungen festgelegt werden wie etwa Urlaubsanspruch, Vergütung von Mehrarbeit und von Sonn- und Feiertagsarbeit, Entgeltfortzahlung im Krankheitsfall sowie Arbeitszeiten.

(2) Individuell gestaltetes Rollenspiel.

(3) Ein **Arbeitsvertrag,** dem ein Tarifvertrag zugrunde liegt, kann auf die dort abgeschlossenen Arbeitsbedingungen Bezug nehmen. Bei einem **Einzelarbeitsvertrag** müssen alle Einzelheiten, unter denen die Arbeitsleistung erbracht und vergütet werden soll, individuell festgelegt werden.

(4) a) Verlängerte Kündigungsfrist von **6 Monaten zum Monatsende**
(Betriebszugehörigkeit von mehr als 15 Jahren)
b) verlängerte Kündigungsfrist von **2 Monaten zum Monatsende**
(Betriebszugehörigkeit von mehr als 5 Jahren)
c) verlängerte Kündigungsfrist von **2 Monaten zum Monatsende**

(5) a) 30. September des Jahres (gesetzliche Grundkündigungsfrist von 4 Wochen zur Mitte oder zum Ende des Monats – die verlängerte Kündigungsfrist kommt **nicht** zur Anwendung, da die Kündigung **nicht** vom Arbeitgeber ausgesprochen worden ist)
b) 13. Juli des Jahres
c) 31. Oktober des Jahres (2 Monate zum Monatsende – vgl. Lösung zu Aufgabe 4 b)

(6) Angenommen, in einem Unternehmen sind 20 Mitarbeiter mit etwa den gleichen Aufgaben betraut. Aus betriebsbedingten Gründen muss davon 5 Arbeitnehmern gekündigt werden. Die Kündigung trifft auch einen Mitarbeiter, der wesentlich länger im Betrieb arbeitet als die anderen, der verheiratet ist und Kinder hat. In diesem Fall wäre die Kündigung vor dem Arbeitsgericht nur schwer durchsetzbar.

(7) Arbeitnehmer, die mindestens 6 Monate dem Unternehmen angehören, können nur dann gekündigt werden **(allgemeiner Kündigungsschutz),** wenn sie sich persönlich nicht einwandfrei verhalten haben oder sich das Unternehmen betriebsbedingt (schlechte Wirtschaftslage) von Mitarbeitern trennen muss. Gegen eine ordentliche Kündigung kann der Arbeitnehmer eine **Kündigungsschutzklage** erheben.

Demgegenüber unterliegen bestimmte Arbeitnehmergruppen, die als besonders schutzbedürftig gelten, dem **besonderen Kündigungsschutz:**

- **Mitglieder eines Betriebsrates, einer Jugend- und Auszubildendenvertretung oder einer Personalvertretung** sind bis zu einem Jahr nach Ablauf ihrer Amtszeit nicht kündbar *(§ 15 I und II KSchG).*
- **Auszubildenden** kann nach Ablauf der Probezeit nicht mehr ordentlich gekündigt werden *(§ 22 BBiG).*
- **Schwerbehinderte** können nur dann vom Arbeitgeber gekündigt werden, wenn die vorherige Zustimmung des Integrationsamtes vorliegt *(§ 85 SGB IX).*
- **Schwangere Frauen** und **Mütter** genießen Kündigungsschutz während der Schwangerschaft, bis zum Ablauf von 4 Monaten nach einer Fehlgeburt nach der 12. Schwangerschaftswoche und bis zum Ende ihrer Schutzfrist nach der Entbindung, mindestens jedoch bis zum Ablauf von 4 Monaten nach der Entbindung *(§ 17 MuSchG).* Die Schutzfrist erweitert sich um die Dauer der Elternzeit *(§ 18 BEEG).*
- **Mitarbeitern in Pflegezeit,** die von der Arbeitsleistung vollständig *(PflegeZG)* oder teilweise *(FPfZG)* freigestellt worden sind, um einen nahen Angehörigen in der häuslichen Umgebung pflegen zu können, darf von der Ankündigung bis zur Beendung der Pflege nicht gekündigt werden *(§ 5 PflegeZG).*

(8) Mit der Kündigungsschutzklage kann sich ein Arbeitnehmer gegen eine ausgesprochene ordentliche Kündigung wehren. Sie muss innerhalb von 3 Wochen nach Zugang der Kündigung beim Arbeitsgericht erhoben werden. Bei einer betriebsbedingten Kündigung muss zusätzlich geprüft werden, ob der Arbeitgeber auch in ausreichendem Maße soziale Gesichtspunkte berücksichtigt hat. Es muss zunächst denjenigen Mitarbeitern gekündigt werden, die „am wenigsten hart" von der Kündigung betroffen sind (Kriterien für die **Sozialauswahl** sind Alter, Schwerbehinderung, Dauer der Betriebszugehörigkeit und Unterhaltsverpflichtungen). Erhebt der gekündigte Arbeitnehmer bis zum Ablauf der 3-wöchigen Frist keine Kündigungsschutzklage, hat er Anspruch auf eine Abfindung in Höhe von 0,5 Monatsgehältern für jedes Beschäftigungsjahr bei diesem Arbeitgeber, wenn dieser in der Kündigungserklärung auf diesen Anspruch hingewiesen hat.

(9) Ein einfaches Arbeitszeugnis gibt in der Regel nur über die Dauer und die Art der Beschäftigung Auskunft, während ein qualifiziertes Zeugnis auch Angaben zu Führung und Leistung des Arbeitnehmers enthält.

(10) Der Inhalt eines Zeugnisses sollte der Wahrheit entsprechen (Wahrheitspflicht), aber auch wohlwollend geschrieben sein, um das weitere berufliche Fortkommen des ausscheidenden Mitarbeiters nicht zu erschweren (Wohlwollenspflicht). In der Praxis wird dieser Zwiespalt dadurch umgangen, dass das Zeugnis überwiegend positive Formulierungen enthält und negative Sachverhalte bzw. Eigenschaften nur „kodiert" ausgedrückt werden.

(11) Liegt eine Benachteiligung vor, hat der Arbeitnehmer folgende Rechte:

- Er kann sich beim Vorgesetzten oder der Beschwerdestelle beschweren **(Beschwerderecht)**.
- Falls der Arbeitgeber auf die Beschwerde nicht reagiert oder selbst für die Benachteiligung zuständig ist, kann der Beschäftigte die Tätigkeit einstellen **(Leistungsverweigerungsrecht)**.
- Für immaterielle Schäden besteht ein Anspruch auf Entschädigung in Geld **(Schmerzensgeld)**.
- Für materielle Schäden ist Schadensersatz zu leisten **(Schadensersatzpflicht)**.

Aufgaben 30

(1) Lohn ist der Preis für geleistete menschliche Arbeit. Unter diesem Begriff werden etwa das Gehalt des Angestellten, der Lohn des Arbeiters, die Gage des Künstlers, aber auch bestimmte Sondervergütungen (Weihnachts- und Urlaubsgeld, Gewinnbeteiligungen, Zuschläge für Sonn- und Feiertagsarbeit) zusammengefasst. Im engeren Sinne werden unter Lohn die **Einkünfte eines Arbeitnehmers aus nichtselbstständiger Arbeit** verstanden.

(2) Unter Lohn im engeren Sinne werden **Einkünfte eines Arbeitnehmers aus nichtselbstständiger Arbeit** verstanden.

a) ja, da Einkünfte aus nichtselbstständiger Arbeit

b) nein, da Einkünfte aus selbstständiger Arbeit

c) ja, da Urlaubsgeld ein Bestandteil der Einkünfte aus nichtselbstständiger Arbeit ist

d) nein, da das Arbeitslosengeld zu den Lohnersatzleistungen zählt

e) ja, da die Jubiläumszuwendung ein Bestandteil der Einkünfte aus nichtselbstständiger Arbeit ist

f) nein, da unabhängig von der Arbeitstätigkeit

g) nein, da der Gesellschafter einer OHG Einkünfte aus Gewerbebetrieb erzielt

h) nein, da unabhängig von der Arbeitstätigkeit

i) ja, da Prämie ein Bestandteil der Einkünfte aus nichtselbstständiger Arbeit ist

(3) **Sonstige Bezüge** im Sinne des EStG sind insbesondere solche **Einmalzahlungen** wie Weihnachts- und Urlaubsgeld, Gratifikationen sowie Tantiemen, die weder fortlaufend noch in gleichbleibender Höhe **neben** dem laufenden Arbeitsgeld gezahlt werden.

(4)

mtl. Bruttoentgelt:	2057,40 EUR
+ mtl. Arbeit**geber**anteil zur SV:[1]	415,09 EUR
= mtl. Personalkosten:	**2472,49 EUR**

2472,49 EUR · 12 Monate = **29669,88 EUR jährliche Personalkosten**

(5)

Bezüge		Lfd. Monat	Vormonat(e)	Zusammen-stellung
Entgelt lt. Arbeits-/Tarifvertrag		2499,50		
VL-Arbeitgeber-Zulage		13,00		
steuer- und sozialversicherungspflichtiges Bruttoentgelt		**2512,50**		**2512,50**
gesetzliche Lohnabzüge				
Lohnsteuer (Steuerklasse I)		235,16		
Solidaritätszuschlag		0,00		
Kirchensteuer (9 %)		21,16		
Arbeitnehmerbeiträge zur Sozialversicherung[2]		516,94		
– Krankenversicherung	203,51			
– Pflegeversicherung	47,11			
– Rentenversicherung	233,66			
– Arbeitslosenversicherung	32,66			
Summe gesetzlicher Lohnabzüge		**773,26**		**773,26**
Nettoentgelt		**1739,24**		**1739,24**
private Abzüge				
– VL-Sparbetrag	40,00			
– sonstige Abzüge (Gehaltsvorschuss)	150,00			
Summe privater Abzüge		**190,00**		**190,00**
		Auszahlungsbetrag		**1549,24**

1 Davon: Arbeit**geber**anteil zur
- Krankenversicherung (7,3 % + 0,75 % = 8,05 %): 165,62 EUR (= 150,19 EUR + 15,43 EUR),
- Pflegeversicherung (1,525 %): 31,38 EUR,
- Rentenversicherung (9,3 %): 191,34 EUR und
- Arbeitslosenversicherung (1,3 %): 26,75 EUR

Der Arbeitgeber beteiligt sich **nicht** an dem gesetzlichen Zuschlag zur Pflegeversicherung (0,35 %), der von kinderlosen Arbeitnehmern im Alter ab 23 Jahren zu entrichten ist.

2 Unterstellte Gesamtarbeit**nehmer**anteile zur gesetzlichen Sozialversicherung: Krankenversicherung 7,3 % (= 183,41 EUR) + Zusatzbeitrag 0,8 % (= 20,10 EUR), Pflegeversicherung 1,525 % (= 38,32 EUR) + Zuschlag 0,35 % (= 8,79 EUR), Rentenversicherung 9,3 %, Arbeitslosenversicherung 1,3 %

(6)

Zusammenstellung relevanter Daten	a) Mitarbeiter 1	b) Mitarbeiter 2	c) Mitarbeiterin 3
maßgebliche Steuerklasse	IV	V	I
zu berücksichtigende Kinderfreibeträge	2,0	0,0	0,0
Konfession (Arbeitnehmer/Ehepartner)	ev./ev.	ev./ev.	–
Kirchensteuersatz (in Baden-Württemberg und Bayern 8 %, in allen übrigen Bundesländern 9 %)	9,0 %	9,0 %	–
monatlicher Steuerfreibetrag	0,00 EUR	265,00 EUR	0,00 EUR
allgemeiner Beitragssatz zur gesetzlichen Krankenversicherung (je ½ durch AN und AG zu tragen)	14,6 %	14,6 %	14,6 %
krankenkassenindividueller Zusatzbeitrag (je ½ durch AN und AG zu tragen)	1,5 %	1,5 %	1,6 %
gesetzlicher Zuschlag zum Pflegeversicherungsbeitrag für Kinderlose ab 23 Jahren	–	0,35 %	0,35 %
Beitragssätze zur gesetzlichen Pflege-/Renten-/Arbeitslosenversicherung (je ½ durch AN und AG zu tragen)	3,05 %/18,6 %/ 2,6 %	3,05 %/18,6 %/ 2,6 %	3,05 %/18,6 %/ 2,6 %
VL-Arbeitgeber-Zulage	40,00 EUR	26,59 EUR	13,00 EUR
VL-Sparbetrag (wird auf das jeweilige Anlagekonto überwiesen)	40,00 EUR	40,00 EUR	40,00 EUR
Höhe des steuerpflichtigen Bruttoentgeltes	**2 508,70 EUR**	**2 518,50 EUR** (Steuer-freibetrag)	**5 053,30 EUR**
Höhe des sozialversicherungspflichtigen Bruttoentgeltes	**2 508,70 EUR** (für alle Zweige der gesetzlichen SV)	**2 783,50 EUR** (für alle Zweige der gesetzlichen SV)	• **für KV/PV: je 4 987,50 EUR** (= monatliche Beitrags-bemessungs-grenze für 2023!) • **für RV/AV: je 5 053,30 EUR**

Entgeltabrechnungen	a) Mitarbeiter 1	b) Mitarbeiter 2	c) Mitarbeiterin 3
Entgelt lt. Arbeits-/Tarifvertrag	2468,70 EUR	2756,91 EUR	5040,30 EUR
+ VL-Arbeitgeber-Zulage	40,00 EUR	26,59 EUR	13,00 EUR
= Bruttoentgelt	**2508,70 EUR**	**2783,50 EUR**	**5053,30 EUR**
– Lohnsteuer	234,50 EUR	522,16 EUR	890,16 EUR
– Solidaritätszuschlag	0,00 EUR	0,00 EUR	0,00 EUR
– Kirchensteuer (evangelisch)	4,44 EUR	46,99 EUR	0,00 EUR
– Beitrag zur Krankenversicherung (einschließlich des krankenkassen-individuellen Zusatzbeitrages)	201,96 EUR	224,08 EUR	403,99 EUR
– Beitrag zur Pflegeversicherung (ggf. einschließlich des gesetzlichen Zuschlages des Versicherten)	38,26 EUR	52,19 EUR	93,52 EUR
– Beitrag zur Rentenversicherung	233,31 EUR	258,87 EUR	469,96 EUR
– Beitrag zur Arbeitslosenversicherung	32,61 EUR	36,19 EUR	65,69 EUR
= Nettoentgelt	**1763,62 EUR**	**1643,02 EUR**	**3129,98 EUR**
– VL-Sparbetrag	40,00 EUR	40,00 EUR	40,00 EUR
= Auszahlungsbetrag	**1723,62 EUR**	**1603,02 EUR**	**3089,98 EUR**

(7) Aufgrund des **geänderten Familienstandes** (jetzt ledig und kinderlos statt zuvor verheiratet mit 2 Kindern) ändert sich zunächst einmal die Steuerklasse (jetzt Steuerklasse I statt zuvor IV). Gleichzeitig entfallen auch die beiden bisher zu berücksichtigenden Kinderfreibeträge. Daher beträgt nun die Summe der Steuerabzüge insgesamt 255,60 EUR, und zwar:

- Lohnsteuer: 234,50 EUR (unverändert)
- Solidaritätszuschlag: 0,00 EUR (unverändert)
- Kirchensteuer: 21,10 EUR (statt zuvor 4,44 EUR).

Bei den Arbeitnehmeranteilen zur gesetzlichen Sozialversicherung ist zu beachten, dass der Arbeitgeber für den 28-jährigen Mitarbeiter nun auch **den gesetzlichen Zuschlag zur Pflegeversicherung** einbehalten muss. Somit erhöht sich die Summe der Arbeitnehmeranteile zur gesetzlichen Sozialversicherung um 8,78 EUR (0,35 % von 2508,70 EUR) von 506,14 EUR auf jetzt 514,92 EUR.

Demzufolge verringern sich sowohl das **Nettoentgelt** (von zuvor 1763,62 EUR auf jetzt 1738,18 EUR) als auch der **Auszahlungsbetrag** (von zuvor 1723,62 EUR auf jetzt 1698,18 EUR).

(8) Mit der **Lohnsteuer-Anmeldung** deklariert der Arbeitgeber gegenüber dem zuständigen Finanzamt elektronisch authentifiziert über das Internet die vom steuerpflichtigen Bruttoentgelt aller Beschäftigten einzubehaltenden Steuern (Lohnsteuer, Kirchensteuer und Solidaritätszuschlag).

Mit dem **Beitragsnachweis** gegenüber der zuständigen Krankenkasse wird elektronisch in einem Datensatz die Summe aller vom Arbeitgeber und Arbeitnehmer zu entrichtenden Gesamtsozialversicherungsbeiträge (Arbeitnehmer- **und** Arbeitgeberanteile für die Kranken-, Pflege-, Renten- und Arbeitslosenversicherung sowie die Umlagen [U1, U2 und die Insolvenzgeldumlage] übermittelt.

(9) a) Anmeldung und Entrichtung der **Steuerabzugsbeträge** beim zuständigen Finanzamt bis spätestens zum 10. Tag nach Ablauf des jeweiligen Lohnsteuer-Anmeldezeitraumes *(Kalendermonat, -vierteljahr oder -jahr).*

b) **Gesamtsozialversicherungsbeitrag:**

- Der Beitragsnachweisdatensatz muss der zuständigen Krankenkasse **spätestens zwei Arbeitstage vor der Fälligkeit** des Gesamtsozialversicherungsbeitrags (also **spätestens am fünftletzten Bankarbeitstag des Monats)** übermittelt worden sein.
- Die Zahlung des Gesamtsozialversicherungsbeitrags ist **spätestens am drittletzten Bankarbeitstag des Monats,** in dem die Beschäftigung oder Tätigkeit ausgeübt worden ist oder als ausgeübt gilt, fällig.

(10)

	Beitragsgruppe	**Arbeit*nehmer*anteile zur Sozialversicherung**	**Arbeit*geber*anteile zur Sozialversicherung**	**Summe der Arbeitnehmer- und Arbeitgeberanteile**
KV (allgemeiner Beitragssatz)	1000	**1 285,27 EUR**	**1 285,27 EUR**	**2 834,64 EUR**
Zusatzbeiträge zur KV	—	**132,05 EUR**	**132,05 EUR**	
RV	0100	**1 637,41 EUR**	**1 637,41 EUR**	**3 274,82 EUR**
AV	0010	**228,88 EUR**	**228,88 EUR**	**457,76 EUR**
PV	0001/0002	268,50 EUR + 36,50 EUR = **305,00 EUR**	**268,50 EUR**	**573,50 EUR**
Umlage U1	U1	—	**510,59 EUR**	**510,59 EUR**
Umlage U2	U2	—	**91,55 EUR**	**91,55 EUR**
Insolvenzgeldumlage	INSO	—	**10,56 EUR**	**10,56 EUR**
	gesamt	**3 588,61 EUR**	**4 164,81 EUR**	**7 753,42 EUR**

↕

Gesamtsozialversicherungsbeitrag

(11) a) Gesamtsozialversicherungsbeitrag BARMER (AN-Anteile + AG-Anteile zur SV): **3 773,67 EUR**

Gesamtsozialversicherungsbeitrag BKK (AN-Anteile + AG- Anteile zur SV): **2 621,84 EUR**

Gesamtsozialversicherungsbeitrag AOK (AN-Anteile + AG-Anteile zur SV): **2 032,46 EUR**

b) Beitragsgruppe 1000 → Beiträge zur Krankenversicherung allgemein (ohne Zusatzbeiträge): **1 353,70 EUR**
Zusatzbeiträge zur KV: **139,10 EUR**
Beitragsgruppe 0001/0002 → Beiträge zur Pflegeversicherung: **315,23 EUR**
Beitragsgruppe 0100 → Beiträge zur Rentenversicherung: **1 724,58 EUR**
Beitragsgruppe 0010 → Beiträge zur Arbeitslosenversicherung: **241,06 EUR**
Gesamtsumme/zu zahlender Betrag (BARMER): 3 773,67 EUR

c) Beitragsgruppe 1000 → Beiträge zur Krankenversicherung allgemein

(ohne Zusatzbeiträge):	**945,14 EUR**
Zusatzbeiträge zur KV:	**84,16 EUR**
Beitragsgruppe 0001/0002 → Beiträge zur Pflegeversicherung:	**220,12 EUR**
Beitragsgruppe 0100 → Beiträge zur Rentenversicherung:	**1 204,10 EUR**
Beitragsgruppe 0010 → Beiträge zur Arbeitslosenversicherung:	**168,32 EUR**
Gesamtsumme/zu zahlender Betrag (BKK):	**2 621,84 EUR**

d) Beitragsgruppe 1000 → Beiträge zur Krankenversicherung allgemein

(ohne Zusatzbeiträge):	**725,52 EUR**
Zusatzbeiträge zur KV:	**84,46 EUR**
Beitragsgruppe 0001/0002 → Beiträge zur Pflegeversicherung:	**168,96 EUR**
Beitragsgruppe 0100 → Beiträge zur Rentenversicherung:	**924,30 EUR**
Beitragsgruppe 0010 → Beiträge zur Arbeitslosenversicherung:	**129,22 EUR**
Gesamtsumme/zu zahlender Betrag (AOK):	**2 032,46 EUR**

e) Der Gesamtsozialversicherungsbeitrag für den Monat August ist spätestens zwei Arbeitstage **vor der Fälligkeit** des Gesamtsozialversicherungsbeitrages (fünftletzter Bankarbeitstag) zu übermitteln und bis spätestens am drittletzten Bankarbeitstag des laufenden Monats fällig. Für 2023 sind dies der 25. August (Abgabetermin für den Beitragsnachweisdatensatz) und der 29. August des Jahres (Zahlungstermin).

(12) a) 36 172,80 EUR (Entgelt lt. Arbeits- und Tarifvertrag + VL-Arbeitgeber-Zulage)

b) 23 519,26 EUR (Bruttoentgelt abzüglich Summe der Steuern, der Arbeitnehmer-Anteile zur Sozialversicherung und der VL-Sparbeträge)

c) 4 549,07 EUR (Summe der Lohnsteuer, Kirchensteuer und des Solidaritätszuschlages)

d) 14 722,34 EUR (Summe der AN- und AG-Anteile zur Sozialversicherung)

e) 43 470,67 EUR (Summe der Bruttoentgelte und der AG-Anteile zur Sozialversicherung)

Aufgaben 31

(1) Unter Führung versteht man die Beeinflussung und Steuerung des Verhaltens der einzelnen Mitarbeiter im Unternehmen. Insbesondere geht es um den Bereich der zwischenmenschlichen Beziehungen, um die Gestaltung des Miteinanders zwischen Vorgesetzten und Mitarbeitern im betrieblichen Alltag und bei der Verwirklichung der gesetzten betrieblichen Ziele.

(2) Individuelle Schülerantwort.

(3) Bei fehlender Personalführung werden die Mitarbeiter sich nicht mehr mit den Zielen des Unternehmens identifizieren. Das Personal ist nicht mehr leistungsbereit und motiviert, sondern „kündigt innerlich". Es wird dann seine Aufgaben zwar noch erfüllen, lässt aber jegliches Engagement über das absolut Notwendige hinaus vermissen.

(4) a) Beim **aufgabenorientierten Führungsstil** liegt das Interesse des Vorgesetzten vorrangig auf der Leistungserstellung. Persönliche Beziehungen spielen kaum eine Rolle. Beim **personenbezogenen Führungsstil** werden hingegen die persönlichen Beziehungen unter den Mitarbeitern aufgebaut, um damit ein Betriebsklima zu erreichen, das zur Lösung der betrieblichen Aufgaben positiv beiträgt.

b) Beim **autoritären Führungsstil** führt der Vorgesetzte per „Amtsautorität", die er aus der Unternehmenshierarchie ableitet. Er setzt die Ziele fest, entscheidet und setzt durch. Beim **kooperativen Führungsstil** sind Vorgesetzter und Mitarbeiter gemeinsam an der Zielfestlegung und an den Entscheidungen beteiligt. Durch Delegation von Entscheidungsbefugnissen trägt der einzelne Mitarbeiter für seine Tätigkeitsbereiche Eigenverantwortung.

(5) In der betrieblichen Praxis kommen Führungsstile in reiner Ausprägung in der Regel nicht vor. Moderne Managementtechniken bevorzugen aber eindeutig die Richtung, dass den einzelnen Mitarbeitern auf allen Verantwortungsebenen möglichst viel Eigeninitiative zuerkannt und möglichst viel Eigenverantwortung übertragen wird. Damit gelingt es am ehesten, ein engagiertes Miteinander bei der Verwirklichung der gesetzten Ziele zu erreichen.

(6) **Nachteile eines autoritären Führungsstils** können sein: häufigere Fehlentscheidungen des Vorgesetzten (er allein kann nicht über alle notwendigen Informationen verfügen), Desinteresse und fehlende Motivation der Mitarbeiter (sie sind ja nur „Befehlsempfänger") oder ein gespanntes Betriebsklima.

Nachteile des kooperativen Führungsstils können sein: Entscheidungen werden durch lange Diskussionen verzögert oder die Mitarbeiter verfügen nicht über die notwendige Qualifikation und Bereitschaft, Eigenverantwortung zu übernehmen, was wiederum zu Motivationsverlusten und „innerer Kündigung" führen kann.

(7) **Management by Delegation** meint „Führung durch Aufgabenübertragung". Dabei werden den Mitarbeitern auch Entscheidungsbefugnisse eingeräumt, die über die Erfordernisse des normalen Betriebsablaufes hinausgehen. Beispiel: Ein Mitarbeiter, der für die Beschaffung im Bereich EDV angestellt ist, darf nicht nur Anschaffungen bis zu 5000 EUR eigenverantwortlich realisieren, sondern wird damit beauftragt – unabhängig von Einzelkosten, aber im Rahmen des gesamten Kostenbudgets – alle Einkäufe zu tätigen, die dazu notwendig sind, die EDV auf neuestem Stand und absolut funktionsfähig zu halten.

Beim **Management by Exception** erhält der einzelne Mitarbeiter nur Entscheidungsbefugnis in einem genau vorgegebenen Rahmen. Bei allen über diese normalen Routineentscheidungen hinausgehenden Vorfälle muss er den Vorgesetzten fragen und dessen Vorgabe umsetzen. Beispiel: Ein Mitarbeiter der Marketing-Abteilung ist für die Schaltung von Werbeanzeigen in Zeitungen zuständig. Er kann nur den festgelegten „Media-Plan" umsetzen, darf aber nicht eigenverantwortlich mehr Geld ausgeben, andere Anzeigen schalten oder den Werbeträger – also die Zeitung, in der die Anzeige erscheinen soll – wechseln.

(8) Globalziel: Umsatzsteigerung in einer Handelskette (Kosmetika) um 10 % im nächsten Geschäftsjahr.

Folgende Teilziele werden festgelegt:

- Ausweitung des Filialnetzes von derzeit 28 auf 34 Verkaufsstellen.
- Ergänzung des Sortiments um 20 neue Produkte.
- Erhöhung des Werbebudgets um 15 % für eine zusätzliche bundesweite Werbekampagne.
- Kosteneinsparungen durch den Wechsel von Lieferanten um 20 %.

In den zuständigen Abteilungen werden Realisierungsmöglichkeiten der Teilziele besprochen, z. B. für die Abteilung Warenbeschaffung:

- Neuverhandlungen mit den bisherigen Lieferanten.
- Kontaktaufnahme mit neuen Lieferanten.

- Aufstellung eines Warenbeschaffungsplanes, der das Teilziel 20 % Kosteneinsparungen realisiert.
- Neuabschluss von Verträgen, Überprüfung der Lieferbereitschaft der neuen Vertragspartner, evtl. nochmalige Veränderung des Beschaffungsplanes.

(9) **Führung durch Ausnahmeregelung (Management by Exception):** Entscheidungsbefugnis für regelmäßig auftretende Aufgaben; sonst trifft der Vorgesetzte die Entscheidungen. Nicht sonderlich motivierend.

Führung durch Aufgabenübertragung (Management by Delegation): Übertragung von Verantwortung auf die Mitarbeiter für alle gewöhnlich auftretenden Tätigkeiten; darüber hinaus entscheidet der Vorgesetzte. Stärkt eher die Leistungsbereitschaft der Mitarbeiter.

Führung durch Zielvereinbarung (Management by Objectives): Mitarbeiter sind an der Umsetzung der Unternehmensziele beteiligt. Damit wird ihre Motivation und Leistungsbereitschaft stärker unterstützt.

(10) Individuelle Schülerantwort.

(11) a) Autoritärer Führungsstil
b) kooperativer Führungsstil

(12) a) Management by Objectives
b) Management by Exception
c) Management by Delegation

(13) Anerkennung und Lob sollten nicht übertrieben und zu häufig ausgesprochen werden. Wenn aber eine Arbeitsaufgabe zur vollsten Zufriedenheit erfüllt oder sogar besonders engagiert und erfolgreich beendet werden konnte, sollte dem entsprechenden Mitarbeiter auch dafür Anerkennung ausgesprochen werden.

Kritik und Tadel sollten, damit sich die Arbeitsleistung des Mitarbeiters zukünftig tatsächlich verbessert, nicht unsachlich, im Streit oder gar vor anderen Mitarbeitern geäußert werden. Nur ein ruhiges sachbezogenes Gespräch unter vier Augen, das die Mängel aufzeigt und Änderungswünsche konkret benennt, wird eine Leistungsverbesserung erreichen können.

(14) Ohne Beachtung der Grundsätze der Mitarbeiterführung und allgemeiner Umgangsformen sind die Unternehmensziele nicht erreichbar. Nicht nur im täglichen Leben, sondern auch im betrieblichen Alltag sind Hilfsbereitschaft, Höflichkeit und Ermutigung bei Fehlern Voraussetzung für ein vernünftiges Miteinander. Ohne Anerkennung und Lob wird der Mitarbeiter auf Dauer seine gestellten Aufgaben – hat er sie im Sinne der Unternehmensziele erfüllt – nicht so intensiv weiterverfolgen. Allerdings ist es auch notwendig, dem Mitarbeiter Fehler und Fehlverhalten durch konstruktive Kritik deutlich zu machen.

(15) Wird ein wichtiger Bestelltermin versäumt, ist der entsprechende Mitarbeiter zunächst nach den Gründen zu befragen. Gibt es „objektive Gründe" für dieses Fehlverhalten – etwa Arbeitsüberlastung, Falschinformationen durch andere Abteilungen, mangelnder Informationsfluss im Unternehmen –, sind die entsprechenden Ursachen abzustellen. Stellt sich im Gespräch heraus, dass der Mitarbeiter einfach vergessen hat, die Bestellung aufzugeben, sollte er auf die Wichtigkeit seiner Aufgaben hingewiesen werden. Ihm muss deutlich sein, dass durch sein Fehlverhalten dem Unternehmen Schaden zugefügt wurde und dass dieser Fehler jetzt keine Konsequenzen hat, aber für die Zukunft mehr Engagement eingefordert wird.

Lernfeld: Geldwirtschaft

Aufgaben 32

(1) Der dreiteilige betriebliche Leistungsprozess *(Beschaffung der Produktionsfaktoren → Leistungserstellung → Leistungsverwertung)* verursacht sich gegenseitig bedingende Güter- und Geldströme, die in entgegengesetzter Richtung verlaufen. Ob die sich dabei vollziehenden Kapitalbindungs- und -freisetzungsprozesse störungsfrei ablaufen, hängt insbesondere von der zweckgerichteten Verwendung (= Investition) des zu beschaffenden Kapitals (= Finanzierung) ab.

(2) Individuelle Schülerantworten.

(3) Finanzierung durch Eigenkapital kann im Wege der Selbstfinanzierung, der Finanzierung aus Abschreibungsgegenwerten und der Beteiligungsfinanzierung erfolgen:

- **Selbstfinanzierung:** Die erwirtschafteten Gewinne werden nicht entnommen.
- **Finanzierung aus Abschreibungsgegenwerten:** Die in den Verkaufserlösen kalkulierten Abschreibungen stehen für spätere Investitionen zur Verfügung.
- **Beteiligungsfinanzierung:** Die bisherigen Inhaber bzw. neue Gesellschafter stellen zusätzliche Finanzmittel zur Verfügung.

(4)
- **Innenfinanzierung:** Kapital wird aus eigener Kraft (insbesondere durch die betrieblichen Umsatzprozesse) aufgebracht.
- **Außenfinanzierung:** Kapital wird durch Dritte (z. B. Kreditinstitute, Lieferanten) zur Verfügung gestellt.

(5)
a) Außenfinanzierung
b) Außenfinanzierung
c) Außenfinanzierung
d) Außenfinanzierung
e) Außenfinanzierung
f) Innenfinanzierung
g) Innenfinanzierung
h) Außenfinanzierung

(6)
a) Finanzierung durch Fremdkapital
b) Finanzierung durch Eigenkapital
c) Finanzierung durch Eigenkapital
d) Finanzierung durch Fremdkapital
e) Finanzierung durch Fremdkapital
f) Finanzierung durch Eigenkapital
g) Finanzierung durch Eigenkapital
h) Finanzierung durch Fremdkapital

(7) Bei der Beteiligungsfinanzierung wird dem Unternehmen Eigenkapital zur Verfügung gestellt. Dies kann bei den einzelnen Rechtsformen von Unternehmen in verschiedener Weise erfolgen:

- **Einzelunternehmen:** Der Einzelunternehmer transferiert Kapital von seinem Privat- in das Geschäftsvermögen.
- **Personengesellschaften (OHG, KG):** Auch hier ist der Transfer von Kapital aus dem Privat- in das Geschäftsvermögen denkbar oder es wird ein neuer Gesellschafter aufgenommen, der seinerseits Kapitaleinlagen leistet.

- Bei einer **GmbH** bzw. **UG (haftungsbeschränkt)** können die Stammeinlagen durch die Gesellschafter (auch neue) erhöht werden.
- Bei einer **AG** kann das Grundkapital durch die Ausgabe neuer Aktien aufgestockt werden.

(8)

Zielkäufe	Teilzahlungsgeschäfte
• Kreditgewährung durch den Unternehmer (Verkäufer)	• Kreditgewährung [gemäß BGB] durch den Unternehmer (Verkäufer), ggf. in Zusammenarbeit mit einem Geldinstitut
• Warenkredit, bei dem der Unternehmer (Verkäufer) einen Zahlungsaufschub (z. B. „Zahlung innerhalb von 30 Tagen netto Kasse") gewährt	• Warenkredit, bei dem sich Unternehmer (Verkäufer) und Verbraucher (Käufer) darauf geeinigt haben, dass eine Anzahlung geleistet und der Restbetrag in mehreren Raten gezahlt wird
• Skontoabzug möglich, sofern Zahlung innerhalb des eingeräumten Skontozeitraumes (z. B. „... innerhalb von 10 Tagen mit 2 % Skonto ...") erfolgt	• Der Käufer trägt die Zinsen und die sonstigen Kosten

(9) Die Annuität (= jährliche Summe aus Zins und Tilgung)

- eines Annuitätendarlehens ist über die gesamte Laufzeit stets gleichbleibend **(feste Annuität);**
- eines Abzahlungsdarlehens verringert sich im Zeitablauf **(= fallende Annuität).**

(10) Der Tilgungsanteil der Annuität.

(11)

Jahr	Darlehenssumme	Zins	Tilgung	Annuität
1	90 000,00 EUR	13 500,00 EUR	10 281,32 EUR	23 781,32 EUR
2	79 718,68 EUR	11 957,80 EUR	11 823,52 EUR	23 781,32 EUR
3	67 895,16 EUR	10 184,27 EUR	13 597,05 EUR	23 781,32 EUR
4	54 298,11 EUR	8 144,72 EUR	15 636,60 EUR	23 781,32 EUR
5	38 661,51 EUR	5 799,23 EUR	17 982,09 EUR	23 781,32 EUR
6	20 679,42 EUR	3 101,91 EUR	20 679,41 EUR	23 781,32 EUR

(12)
- Sollzinsen (für den tatsächlich beanspruchten Kredit);
- Kreditprovisionen (für die Bereitstellung des zugesagten Kredites – auch bei Nichtinanspruchnahme);
- Überziehungszinsen (bei Überschreitung des eingeräumten Kreditlimits).

(13) a) 8 245,00 EUR

b) 90 %

c) 213,77 EUR

(14) Leasing und Factoring zählen zu den Kredit ersetzenden Maßnahmen.

Leasing	Factoring
Ein Leasinggeber (Hersteller oder Leasinggesellschaft) überlässt einem Leasingnehmer gegen Entgelt Anlagegüter zur Nutzung, sodass Teile des Anlagevermögens nicht gekauft, sondern gemietet bzw. gepachtet werden können.	Ein Factor (Kreditinstitut oder Factorgesellschaft) kauft Forderungen eines Unternehmens aus Warenlieferungen auf und bevorschusst diese gegen Gebühr und Zinsabzug (Finanzierungsfunktion). Dabei kann der Factor gegen zusätzliche Gebühr sowohl das Risiko des Forderungsausfalls (Delkrederefunktion) als auch bestimmte Dienstleistungsfunktionen (Buchhaltung, Rechnungsausstellung) übernehmen.

(15) Liquiditätskennzahlen ermöglichen einem Unternehmen die Überprüfung, ob die Zahlungsfähigkeit gesichert ist, sodass die fälligen Verbindlichkeiten fristgerecht bezahlt werden können. Je nach Liquiditätsgrad werden zu diesem Zweck

- die flüssigen Mittel (⟶ Barliquidität = Liquidität 1. Grades) oder
- die flüssigen Mittel und die Forderungen (⟶ einzugsbedingte Liquidität = Liquidität 2. Grades) oder
- die flüssigen Mittel, die Forderungen und die Vorräte – also das Umlaufvermögen – (⟶ umsatzbedingte Liquidität = Liquidität 3. Grades)

als Deckungsmittel ins Verhältnis zum kurzfristigen Fremdkapital gesetzt. Je mehr das kurzfristige Fremdkapital – also die Verbindlichkeiten – durch die Gegenstände des Umlaufvermögens gedeckt ist, desto liquider ist das Unternehmen.

(16) $$\text{Liquidität 1. Grades} = \frac{8\,254 \text{ EUR} \cdot 100\,\%}{27\,303 \text{ EUR}} = \mathbf{30{,}23\,\%}$$

$$\text{Liquidität 3. Grades} = \frac{24\,261 \text{ EUR} \cdot 100\,\%}{27\,303 \text{ EUR}} = \mathbf{88{,}86\,\%}$$

Aufgaben 33

(1) Der Staat (Bund und Länder) ist der Träger des Gesundheitswesens, dem die Gesamtverantwortung für das deutsche Gesundheitswesen obliegt. Einzelne Aufgaben haben Bund und Länder jedoch sowohl auf Körperschaften des öffentlichen Rechts (wie z. B. gesetzliche Krankenversicherung, Deutsche Rentenversicherung Bund) als auch an private Anbieter (wie z. B. Deutsches Rotes Kreuz, Ärzte, Krankenhäuser) übertragen. Darüber hinaus ist der Staat – neben den Arbeitgebern und den Versicherten – mit seinen direkten und indirekten Sozialleistungen auch an der Finanzierung des Gesundheitswesens beteiligt.

(2)
- **Erwerbswirtschaftlich orientierte Unternehmen im Gesundheitswesen** streben die bestmögliche Verzinsung des eingesetzten Kapitals (= Gewinnerzielung) an. Damit stehen vorrangig die finanziellen Einkünfte und der Lebensstandard der Eigenkapitalgeber im Vordergrund. Niedergelassene Ärzte, Apotheken und auch die pharmazeutische Industrie sind erwerbswirtschaftlich orientiert.

- **Gemeinwirtschaftlich orientierte Unternehmen im Gesundheitswesen** wie z. B. Krankenhäuser oder die Träger der gesetzlichen Sozialversicherung erfüllen demgegenüber staatlich vorgegebene öffentliche Aufgaben, indem sie nach dem Kostendeckungsprinzip die bestmögliche Versorgung der Bevölkerung im Gesundheitswesen sichern. So arbeiten etwa im Rahmen der Krankenversorgung zahlreiche Einrichtungen wie z. B. Krankenhäuser und die gesetzliche Kranken- oder Pflegeversicherung zusammen, um entweder zur Gesundheit der Bevölkerung beizutragen oder aber die Gesundheit zu fördern oder wiederherzustellen. Das gemeinwirtschaftliche Ziel schließt jedoch **nicht** aus, dass in Teilbereichen dennoch Gewinne erwirtschaftet werden. Unternehmen, denen eine Kostendeckung nicht gelingt, sind auf Zuschüsse der öffentlichen Hand angewiesen.

Aufgaben 34

(1) Hauptträger der Wirtschaftspolitik ist die Bundesregierung. Aber auch die Regierungen und Parlamente der Bundesländer leisten ihren Beitrag zur Wirtschaftspolitik. Darüber hinaus sind die Deutsche Bundesbank – als nationale Zentralbank der Bundesrepublik Deutschland integriert in das Europäische System der Zentralbanken (ESZB) – und Interessenverbände von Arbeitgebern und Arbeitnehmern wirtschaftspolitisch tätig.

(2) Konjunkturphasen

- **Aufschwung**: Beschäftigung, Geldmenge, Nachfrage und Einkommen steigen.
- **Hochkonjunktur**: Die Nachfrage übersteigt das Angebot, die Inflationsrate nimmt zu.
- **Abschwung**: Nachfrage und Einkommen sinken, Arbeitslosigkeit kommt auf.
- **Tiefstand**: Die Konsumgüternachfrage schwächt ab, die Arbeitslosenquote erhöht sich.

(3) Ziele der Wirtschaftspolitik

- **grundlegende Ziele**: Stabilität des Preisniveaus, Vollbeschäftigung, außenwirtschaftliches Gleichgewicht, Wirtschaftswachstum
- **abgeleitete Ziele**: gerechtere Einkommensverteilung, Umweltschutz, gerechtere Verteilung der vorhandenen Arbeit

(4) a) ④ (friktionelle Arbeitslosigkeit)

b) ② (saisonale Arbeitslosigkeit)

c) ③ (strukturelle Arbeitslosigkeit)

d) ① (konjunkturelle Arbeitslosigkeit)

(5) Qualitatives Wachstum soll zur Steigerung der Lebensqualität beitragen, was sich u. a. in einem verbesserten Bildungsangebot, einer besseren Gesundheits- und Altersvorsorge sowie in besseren Umweltbedingungen äußert.

(6) Da es sich hier um konkurrierende Zielsetzungen handelt, schließt das Ziel der Vollbeschäftigung die gerechte Verteilung der vorhandenen Arbeit i. d. R. aus. Um Arbeit gerechter zu verteilen, ist es in modernen Industriegesellschaften notwendig, Möglichkeiten der Arbeitszeitverkürzung wie Teilzeitbeschäftigungen oder Verkürzung der Wochenarbeitszeit in Betracht zu ziehen.

(7) Prinzipien der Umweltpolitik:

1. **Verursacherprinzip:** Kosten zur Vermeidung, Beseitigung oder zum Ausgleich von Umweltbelastungen soll derjenige tragen, der für ihre Entstehung verantwortlich ist.
2. **Vorsorgeprinzip:** Umweltschäden sollen möglichst von vornherein vermieden werden.
3. **Kooperationsprinzip:** Alle am Wirtschaftsleben Beteiligten arbeiten an umweltpolitischen Zielsetzungen mit.
4. **Gemeinlastprinzip:** Ist die Umsetzung des Verursacherprinzips nicht möglich, trägt der Staat die Kosten der Sanierung von Umweltschäden.

(8) Aus ökonomischer und ökologischer Sicht sollte einer Kombination aus Verursacher-, Vorsorge- und Kooperationsprinzip in der Umweltpolitik Vorrang eingeräumt werden.

(9) Wenn es gelänge, die Probleme bei der konsequenten Umsetzung des Verursacherprinzips (Erfassung, Identifizierung, Bewertung und Zurechnung auf den Verursacher) zu lösen, könnten über den Preismechanismus Umweltbelastungen vermieden werden. Würden die Verursacher der Umweltbelastungen mit deren Kosten belegt, müssten sie höhere Preise für ihre Produkte fordern, die der Konsument dann bei billigeren Anbietern nachfragen würde.

(10) In der Praxis zeigt sich, dass die vier grundlegenden Ziele der Wirtschaftspolitik kaum gleichzeitig zu erfüllen sind. Vor allem ergibt sich ein Zielkonflikt zwischen der Stabilität des Preisniveaus und der Vollbeschäftigung. Die zur Verwirklichung von Vollbeschäftigung notwendigen Investitionsmaßnahmen gehen häufig mit Preissteigerungen einher. Auch bei hohem Wirtschaftswachstum steigt die Inflationsrate. Grundsätzliche Lösungen gibt es nicht, die Entscheidungsträger sind vielmehr gezwungen, Schwerpunkte zu setzen. So wird man etwa in Zeiten steigender Arbeitslosigkeit bei gleichzeitig stabilem Preisniveau eher dem Ziel der Vollbeschäftigung Vorrang einräumen.

Aufgaben 35

(1) Der Staat selbst hat keine Möglichkeit, über die Geldpolitik Einfluss auf die Konjunktur zu nehmen. Verantwortlich dafür ist ausschließlich die Deutsche Bundesbank, die 1999 als nationale Zentralbank der Bundesrepublik Deutschland in das Europäische System der Zentralbanken (ESZB) integriert worden ist. Sie wirkt – soweit dies unter Wahrung ihrer Aufgabe als Bestandteil des ESZB möglich ist – mit ihrem geldpolitischen Instrumentarium über den Liquiditätsspielraum der Banken und die Zinshöhe auf die gesamtwirtschaftliche Nachfrage nach Konsum- und Investitionsgütern ein.

(2) An der „Geldproduktion" beteiligen sich hauptsächlich die Deutsche Bundesbank und die Geschäftsbanken. Die Deutsche Bundesbank produziert Zentralbankgeld dadurch, dass sie neue Banknoten druckt und in ihren Tresoren lagert. Demgegenüber gelangt durch passive und aktive Giralgeldschöpfung der Geschäftsbanken zusätzliches Geld in den Wirtschaftskreislauf. Zahlt ein Kunde Bargeld auf sein Konto ein, erhöhen sich sein Kontostand, der Kassenbestand der Bank und es wird passives Giralgeld „produziert". Vergibt eine Geschäftsbank Kredite oder kauft sie Wertpapiere an und bezahlt die Ausgaben mit Gutschriften auf Girokonten, wird aktives Giralgeld „produziert".

(3)

	Geldschöpfungsmultiplikator	Maximal zu schaffendes Giralgeld
a)	2,86	429000 EUR
b)	2,50	375000 EUR
c)	3,33	2664000 EUR
d)	2,50	2000000 EUR

(4) Die **Europäische Zentralbank** hat – unabhängig von politischen Weisungen – die Geldwertstabilität in den beteiligten Staaten zu sichern. Dabei wird sie von den Zentralbanken der beteiligten Länder unterstützt. So hat die **Deutsche Bundesbank** viele Aufgabenbereiche an das **Europäische System der Zentralbanken** abgegeben, ist aber weiterhin zuständig für die Bereiche Bankenaufsicht sowie Statistik und Außenwirtschaft. Darüber hinaus ist die Deutsche Bundesbank nach wie vor für die Abwicklung des Zahlungsverkehrs im Inland und mit dem Ausland verantwortlich und trägt zur Stabilität der Zahlungs- und Verrechnungssysteme bei.

(5) Die Deutsche Bundesbank hat – als Teil des Systems der Europäischen Zentralbanken – die allgemeine Wirtschaftspolitik der deutschen Bundesregierung zu unterstützen, soweit es ihr unter Wahrung ihrer Aufgaben im Rahmen des Europäischen Zentralbanksystems möglich ist. Dies bedeutet, dass die Deutsche Bundesbank zur Erhaltung der Kaufkraft, zur Vollbeschäftigung, zum Ausgleich der Zahlungsbilanz und zur Sicherung des Wirtschaftswachstums beitragen muss.

(6)
- Im Rahmen der **Offenmarktgeschäfte** wird den Geschäftsbanken durch den Kauf oder Verkauf von Wertpapieren Liquidität entzogen oder zugestanden. Damit verringert oder erhöht sich die Nachfrage nach Gütern.
- **Fazilitäten** erhöhen oder verringern den Kreditspielraum der Geschäftsbanken.
- Mit der **Mindestreservepolitik** kann der Geldschöpfungsspielraum der Geschäftsbanken variiert werden: Eine Erhöhung des Mindestreservesatzes verknappt das Kreditangebot der Geschäftsbanken, während eine Senkung des Mindestreservesatzes zu einer Ausweitung des Kreditangebotes führt.

(7) d)

(8) b), c) und d)

(9) c)

Aufgaben 36

(1) Begründet wird dieses Ziel damit, dass angeblich Wirtschaftswachstum Arbeitsplätze sichert, den Wohlstand der Bürger erhöht und zu einer gerechteren Verteilung von Einkommen und Vermögen zwischen allen am Wirtschaftsleben Beteiligten beiträgt.

(2) Die negativen Auswirkungen des stetigen wirtschaftlichen Wachstums werden mit steigenden Umweltbelastungen, der schnelleren Ausschöpfung der natürlichen Ressourcen der Erde und einer keinesfalls wachsenden Lebensqualität für die Menschen beschrieben.

(3) „Nullwachstum" ist dann gegeben, wenn das Bruttoinlandsprodukt von einem Jahr auf das andere konstant bleibt.

(4) Wirtschaftswachstum wird vorrangig durch den technischen Fortschritt und das Angebot an Kapital bestimmt. So gehen von Produktinnovationen in vielen Wirtschaftsbereichen Wachstumsimpulse aus. Andere Unternehmen sind gezwungen, durch eigene Forschungs- und Entwicklungstätigkeiten den Know-how-Vorsprung ihrer Konkurrenten aufzuholen. Zudem ermöglichen Innovationen bei Produktionsverfahren Kosteneinsparungen dadurch, dass weniger Material, Energie oder Betriebsmittel eingesetzt werden müssen. Die Wirtschaft kann auch dann schneller wachsen, wenn mehr investiert wird.

(5) Die den Kapitalstock erhöhenden Investitionen müssen grundsätzlich höher ausfallen als die jährliche Abschreibungsrate der Wirtschaft. Eine hohe Investitionsquote setzt aber auch voraus, dass Staat und Bürger entsprechend sparen, um dem Kapitalmarkt die dafür erforderlichen Mittel zur Verfügung zu stellen.

(6) Wirtschaftliches Wachstum ist durch folgende staatliche Maßnahmen zu fördern:

- Spar- und Vermögenspolitik
- Bildungspolitik
- Infrastrukturmaßnahmen
- Stabilisierungspolitik
- Wettbewerbspolitik
- Bevölkerungspolitik
- Förderung des technischen Fortschritts

(7) Selbst wenn genügend finanzielle Mittel für unternehmerische Investitionen bereitstehen, bedeutet dies nicht, dass sie diese auch tatsächlich in Anspruch nehmen. Dazu ist eine vorausschauende Wirtschaftspolitik notwendig, die Krisen im Inneren und nach außen vermeidet. Unternehmen müssen, damit sie investieren, ihre Zukunftsaussichten und Gewinnchancen positiv beurteilen.

(8) Mit der staatlichen Wettbewerbspolitik wird mehr Konkurrenz zwischen den Unternehmen geschaffen und so indirekt deren Innovationsfreudigkeit gefördert.

(9) Länder mit geringem Bevölkerungswachstum können ihr wirtschaftliches Wachstum bei gleichem technischem Know-how, gleicher Jahresarbeitszeit und anderen unveränderten Rahmenbedingungen nur dann steigern, wenn die Bevölkerungszahl zunimmt. Länder wie die Bundesrepublik Deutschland versuchen daher, die Bevölkerungsentwicklung zu steuern, indem Kindergeld gezahlt oder Familien mit Kindern steuerlich begünstigt werden.

(10) Qualitatives Wachstum und Umweltschutz können gemeinsam verwirklicht werden, wenn:

- der Staat Vorgaben zur Beseitigung und Vermeidung von Umweltbelastungen erlässt und kontrolliert;
- Technologien umweltfreundlicher gestaltet werden;
- die in Unternehmen anfallenden Abfälle reduziert werden;
- wertvolle Rohstoffe zurückgewonnen (Recycling) und in den Produktionsprozess zurückgeführt werden;
- es gelingt, umweltfreundliche Produkte zu niedrigeren Preisen anzubieten als umweltschädliche;
- das Umweltbewusstsein der Verbraucher gesteigert wird.

(11) Individuelle Schülerantwort.

(12) Lösungsmöglichkeiten zur Verringerung dieser defensiven Ausgaben können etwa sein:

- Bildung von Fahrgemeinschaften;
- Benutzung öffentlicher Verkehrsmittel;
- Müllvermeidung, Mülltrennung, Recycling, Einsatz von Mehrwegpackungen;
- umweltgerechte Verbesserungen von Produktionsanlagen und Verfahrensabläufen;
- Schaffung von Möglichkeiten zur Verringerung des Verbrauchs von Wasser und Energie in privaten Haushalten (z. B. durch Einsatz von energiesparender Wärmepumpentechnik oder entsprechender Haushaltsgeräte, Einsatz regenerierbarer Energie wie Solartechnik oder Windkraft);
- stärkeres Gesundheitsbewusstsein der Bevölkerung.

(13) Individuelle Schülerantwort.